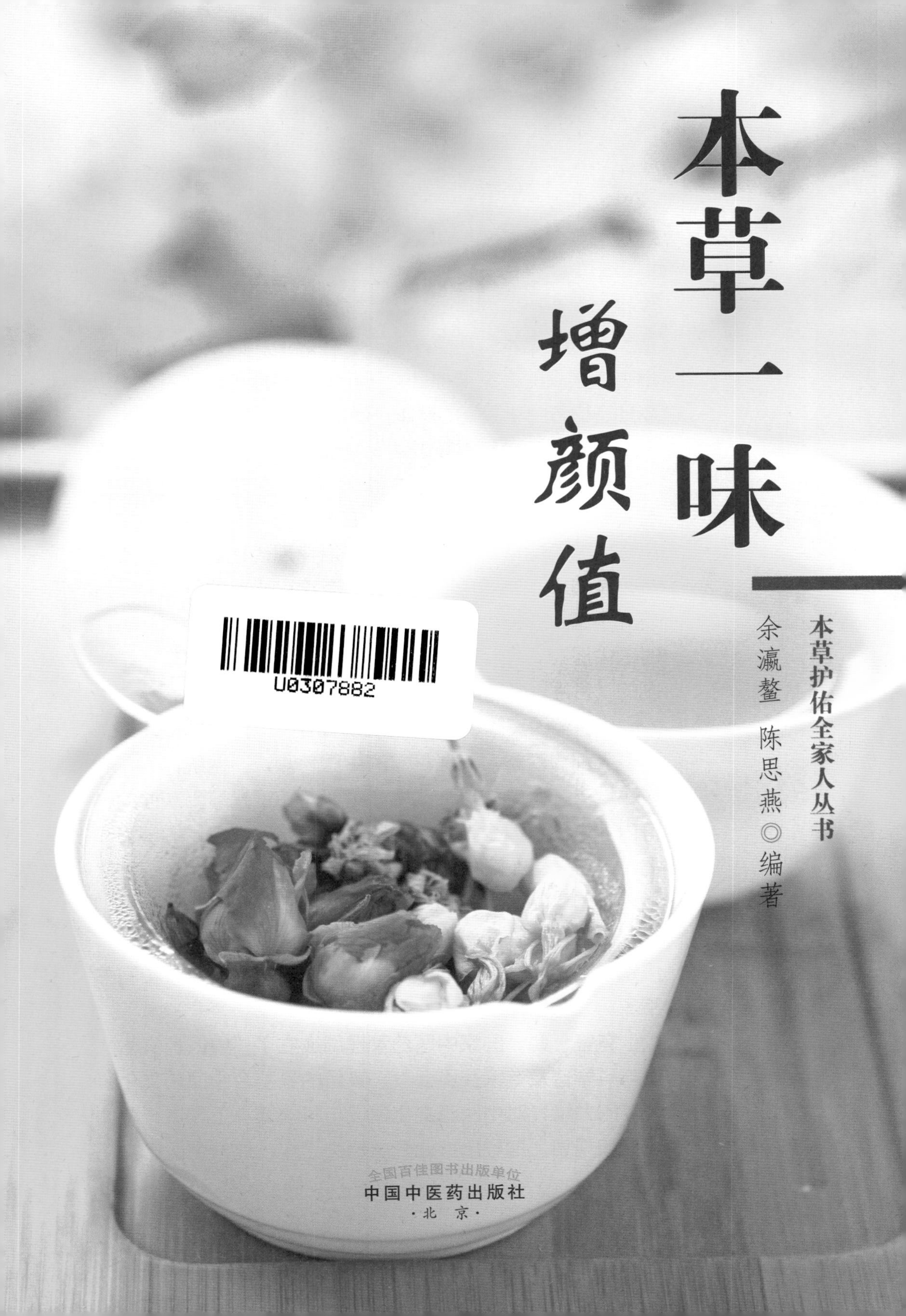

本草一味

增颜值

本草护佑全家人丛书

余瀛鳌　陈思燕◎编著

U0307882

全国百佳图书出版单位
中国中医药出版社
·北京·

中医药学博大精深、源远流长，是无数先贤在与疾病的长期斗争中不断摸索，凝练而成。其内涵深邃，不仅包括治病救人之术，还蕴涵修身养性之道，以及丰富的哲学思想和崇高的人文精神。几千年来，孕育了无数英才，默默地守护着中华民族的健康，使华夏文明绵延至今。

在现代社会，科技发达，物质丰富，人类寿命得以延长，但很多新型疾病也随之涌现，给人们带来了巨大的痛苦。随着世界各国的经济文化交流日益加深，越来越多的国际人士开始认识到，中医药在治疗现代社会许多疑难杂症、塑造人类健康身心方面，具有无可比拟的价值，一股研究中医、移植中药的热潮正在世界范围内悄然兴起。此时的中医药，已经成为我国文化软实力的重要体现，是中国的"名片"。

中医药因其简、便、廉、验，毒副作用小，深受欢迎，很多人都喜欢学习一些基本的中医药知识。据统计，在农村和城市社区的科普活动中，中医药知识是最受欢迎的科普内容之一。但是，学习中医药并不是一件容易的事情，很多人与之初次接触时，往往被其艰深的内容所阻，最终只能望洋兴叹。

由此可见，国内外对中医药知识都有着深切的渴望，但是，能够深入浅出地讲述中医药科普知识的专家和图书不多。

有鉴于此，国家中医药管理局成立了"中医药文化建设与科学普及专家委员会"。其目的是整合中医药文化科普专家力量，对中医药文化建设与科学普及工作进行总体设计和规划，指导全行业开展相关工作，提升中医药文化建设水平，为中医药文化建设与科学普及长效机制的建立提供人才保障。

其职责是：对全行业中医药文化建设和科普宣传工作进行指导、研究、咨询和评价，同时承担有关文化科普宣传任务。针对社会上中医药科普作品良莠不齐而读者需求又十分迫切的现状，专家们除举办科普讲座、与各种传媒合作进行中医药知识传播外，还将为中医药文化建设与科学普及活动的策划和相关产品创意提供指导，研究挖掘中医药文化资源，在古籍、文献、典故、名人传说、民间故事中提炼中医药文化的内涵，结合现代社会人们养生保健的新需求，以通俗易懂、喜闻乐见的形式，创作一系列科学、权威、准确又贴近生活的中医药科普作品。

《本草护佑全家人丛书》正是一套这样的健康科普图书。该丛书将包含药食同源在内的单味中药与食物合理搭配，为广大读者提供中医养生与健康饮食指导。该丛书最大特色是医理来源于中医典籍，方法来自专家指导，既权威又安全，既高效又易操作，加之精美配图，彩色印刷，可使读者读之愉悦，用之有益，以此增强身心健康。

在本丛书即将出版之际，我在此对所有为本丛书编写提供指导的专家表示深深的感谢，其中要特别感谢特约中医学专家余瀛鳌先生。此外，要感谢为本丛书出版付出辛劳的众多工作人员。最后，还要感谢与本丛书有缘的每一位读者！

"要想长寿，必究养生"，祝愿大家永远健康快乐！

中国中医药出版社有限公司董事长

宋春生

2021 年 3 月

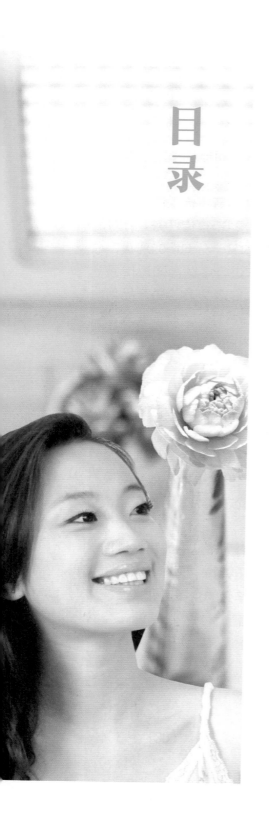

目录

补气养血药

消斑美容药

除疹增白药

除湿消肿药

乌发润肤药

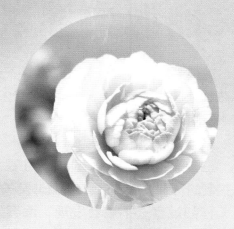

开篇

药中自有颜如玉

人面桃花相映红

高颜值源于真健康

美丽源自健康

颜值高真是让人羡慕，那么，不整容、不浓妆艳抹，怎样做才能让你素颜也"颜值爆表"呢？

其实，高颜值并非全部来自遗传，正所谓"三分天生，七分养成"。天生是我们无法控制的，因此后天的七分养就非常关键了。

仔细观察一下就会发现，面容姣好者往往都是身体健康的人，因为面容是内在健康的反映，也就是说，美丽源自健康。当一个人气血津液充足，运行通畅，五脏安和，就会表现出精力充沛、双目有神、肌肉饱满、皮肤润泽、血气充盈、毛发浓密，美丽自然由内而发。反之，如果气血不足、津液干枯、五脏不调，首先会在皮肤、毛发、眼睛、唇、舌等各方面出现状况，颜值也会大大降低。

由此可见，后天的"养颜值"，就是要"养健康"。

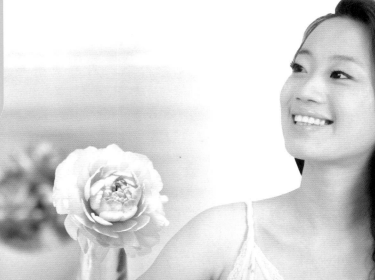

养好五脏增颜值

补肾　肾是"先天之本"，生命之源。当肾气不足时，人易未老先衰，出现皱纹多、黑眼圈、眼袋、色斑、面色暗淡、水肿、头发枯黄、白发早生及脱发等问题。补肾是对抗容颜衰老的第一步。

健脾　脾为"后天之本"，如果脾气不足，容易面色苍白萎黄、皮肤及肌肉松弛下垂，或出现虚胖水肿等问题，影响颜值。因此，健脾是养颜的关键。

养肝　肝藏血，主疏泄，开窍于目。肝血不足易导致皮肤干枯、面色暗黑无光、眼睛干涩，肝气不畅则面色铁青，或出现痤疮、黄褐斑等皮肤问题。"肝好才漂亮"是有道理的。

润肺　肺主皮毛。肺气不足或肺燥，易出现皮肤干燥无光、面色苍白憔悴、头发枯槁、面部及眼睑浮肿等问题。肺喜润，最忌燥，所以，要想有水润光泽的皮肤，润肺是捷径。

调心　心主血脉，其华在面。若心气不足或心血瘀阻，会出现面色苍白或面黄无光、精神萎靡等状况，心情不佳更会让人愁容满面，美从何来？因此，调养心神也不可忽视。

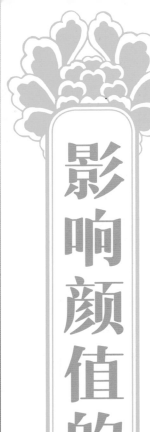

影响颜值的六大因素

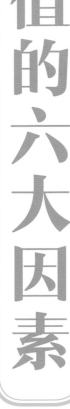

皱纹

人到中年之后，肾气逐渐衰弱，气血多不足，如果饮食营养也不充足的话，就会出现皮肤干燥、不润泽、粗糙萎黄，继而皱纹增多，皮肤也开始松弛下垂。

皱纹是老化的信号，也是颜值的杀手。所以，对于皱纹早生、增多的人，补益气血、增强营养是关键。在饮食上，应适当增加油脂、蛋白质和水分的摄入，并可添加一些益气、补血、健脾的药材，对防止皱纹增多非常有益。

痤疮

痤疮又叫粉刺、青春痘，是影响年轻人颜值的大敌。易生痤疮者多为热性体质、油性肌肤，容易上火，出现面部红肿疮疖，起伏不断，甚至化脓疼痛。这反映出体内的湿热邪毒较重，需要通过饮食调节来清热解毒、泻火消痤、通利肠道，从而改善易生痤疮的热性体质。在饮食中适当添加一些清热泻火、除湿通便的药材，对防治痤疮有很好的效果。

色斑

色斑是美容的大敌，它是由于人体内在原因（如气血瘀滞或不足、孕产引起的激素变化等）和外在原因（如日晒）相结合而产生的面部肌肤色素沉着。古人称面部色斑为黑子、黑斑等。这些色斑使人脸色晦暗且不均匀，严重影响颜值。最常见的色斑有以下几种。

黄褐斑（蝴蝶斑）：多在女性孕产后或中年后生成，多与肝血亏虚或肝气瘀滞有关。

老人斑（寿斑）：多见于老年人，多由肝肾亏虚引起。

雀斑：多见于青少年，先天因素较多，通过擦涂外用药可减轻一些。

晒斑：多因长时间日晒后引起，若不及时修护，容易长期留存，影响面容。

中医学认为，色斑的生成与肝气郁滞不畅关系较大，气滞则血瘀，所以，色斑也常称为瘀斑。保持心情愉快、肝气舒畅是防治色斑的内在要素。色斑往往比较顽固，一旦在皮肤上生成，就不容易消退。此时，可以用一些补益肝肾、活血化瘀的药材，除了加入药膳之外，外用法（包括洗、敷、擦、涂等）也有很多，内外结合才能见效。

眼袋、黑眼圈

眼睛周边的皮肤最薄，最细嫩，也是人体循环代谢状况最直接的反映，最常出现的问题是眼袋和黑眼圈，会让眼睛失去神采，显得特别没有精神。

当人体气虚或水液代谢失调时，水湿停滞在体内，难以及时排出，就会造成眼皮、眼周浮肿及眼袋明显等问题。

当气血不足或瘀滞时，血液循环不畅，眼周会出现一圈青黑，俗称"熊猫眼""黑眼圈"。

避免劳累和熬夜有助于防治眼袋和黑眼圈，此外，饮食中适当添加一些活血化瘀、利水除湿的药物，对美化眼周肌肤也有一定的帮助。

气色差

皮肤除了天生的肤色深浅外，还有气色的区别。从皮肤可以看出一个人的健康状况，所以，皮肤又被称为"身体的镜子"。

东方人健康的面色，一般是红润而有光泽，其中，微泛黄色，表示血气充盈。无须一味地追求"白"，肤色深浅因人而异，光泽、明亮才是健康的标准。

面色常会因年龄、体质、遗传、职业、日晒程度等因素而不同。但一些面色的变化可能是某些疾病的前兆和表现，应注意观察，及时调养。

面色苍白而无光泽

面色过白、没有血色是气血虚弱、寒凝气滞、血液循环不佳或贫血的表现。面色苍白而虚浮多是气虚，伴有呼吸功能欠佳；面色苍白而枯槁多为血虚，有贫血的可能；如果面色苍白浮肿，则要小心慢性肾炎。此类人群需要益气、补血、活血，可多吃些补气血的食物，也可适当添加当归、黄芪、阿胶等药材煲汤，以增强补气血的效果。少量饮用药酒，也是活血养颜的良方。

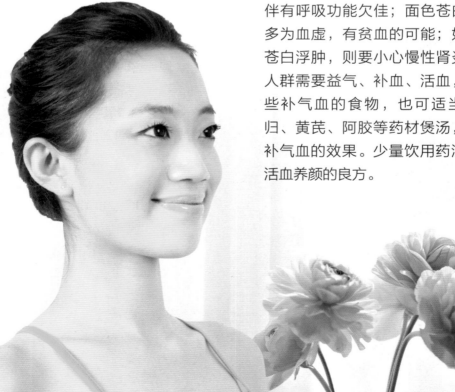

面色萎黄而无光泽

排除了肝胆疾病出现的黄疸外，面色萎黄有可能是营养不良、脾胃虚弱、消化功能差、排毒不畅的表现，使肌肤缺乏养分而失去光泽。此类人群应保证充足的营养供应，饮食以健脾胃为主，促进人体对营养的吸收；同时要避免操劳过度和不良情绪，全面调理，才能尽早摘掉"黄脸婆"的帽子。

肌肤发黑、暗沉而无光泽

肾脏有过滤功能，主要能调节人体水分代谢，如果出现问题，代谢产物淤积可致肤色暗黑。而肝脏功能不佳时，气血容易瘀滞，解毒能力变差，皮肤也会变得晦暗无光，面色及嘴唇通常为铁青色。此类人群应以养护肝肾、活血化瘀为主，提高解毒和水液代谢的功能。此外，控制好自己的情绪、保持大小便的通畅、避免油腻饮食、不要熬夜，也是改善肤色的良方。

枯发、白发、脱发

中医学认为，头发的生长与脱落、润泽与干枯，可以反映一个人的衰老程度及气血状况。

首先，头发的生长与脱落过程反映了肾中精气的盛衰。肾气旺盛的人，头发茂密，有光泽；而肾气不足的人，头发易脱落、干枯、变白。随着年龄的增长，人体的肾气日渐不足，头发也会逐渐失去青春的光彩。所以，养肾才能养发。

其次，发为血之余，头发还与人体的气血状况有密切关系。气血旺盛则头发浓密乌黑、亮泽顺滑；气血衰弱则头发失养、发白、干枯。中老年人由于体内气血不足，加上肾精亏虚，常出现白发、脱发的现象，也有一些年轻人，由于血热、血燥，出现少白头的现象。这些都可以通过食用一些乌发、润发、滋阴润燥的药食来调理，使头发保持年轻状态。

四季养颜不同法

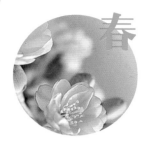

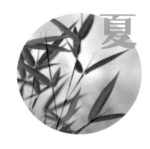

清肝排毒，抗敏消炎

春季是万物生发的季节，大地阳气渐长，气候多变，皮肤油脂分泌旺盛，再加上春风带来的花粉、灰尘、细菌等过敏原与肌肤接触，容易引起过敏性皮炎、皮肤红肿发痒、痘疹疮癣多发等过敏现象。油性皮肤者痤疮会加重，应特别注意面部皮肤的深层清洁及护理。

春季宜养肝，在饮食上应注意补肝血、清肝火、疏肝郁、化瘀滞。在药膳食疗和外用洗敷中，比较适合多用大枣、桃花、玫瑰花、野菊花、金银花、薏苡仁、白芷等中药。

控油除湿，除痘净肤

夏季气候潮湿闷热，腺体分泌旺盛，脸上汗多、油多，体内湿热之气较重，容易长痤疮、疖肿和痱子。夏季强烈的阳光更是美容的天敌，会使皮肤晒黑、晒伤、老化，出现黑斑，甚至脱皮、萎黄，失去健康的光泽。所以，夏季要特别注意洁面、控油和防晒。

夏季宜养心，暑热火盛容易导致心烦，养心可平息火气。饮食上也应以祛暑气、消热毒为主，选取绿豆、薄荷、玉竹、芦荟、金银花、野菊花、茯苓、杏仁、薏苡仁、赤小豆等中药。

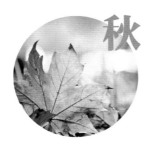

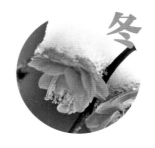

养肤润燥，美白祛斑

秋季阳气渐收，阴气渐长，气候由热转凉，雨水渐少，气候干燥。"秋燥"伤阴，常会引起口唇干裂、皮肤干燥、肤质粗糙、无光泽，出现细纹、鳞片皮屑、色泽暗淡、皮肤瘙痒甚至皲裂等状况，所以，尤其要注重皮肤的保湿补水。在经历了一个夏天的日晒后，也容易面色黑黄，出现雀斑、黄褐斑、晒斑等肌肤问题，消斑美白也必不可少。

秋季宜润肺，饮食也应以"养肺润燥"为主，并多饮汤水。应食用杏仁、白果、白芷、玉竹、百合、大枣、山药、莲子等中药，不仅可以内养，滋阴润燥，外用于肌肤，也是美白祛斑的好材料。

滋润抗皱，养护毛发

冬季主收敛，人体阳气潜藏，气候干燥寒冷，特别在北方，室内供暖加重了环境的干燥。此时肌肤毛孔收缩，油脂分泌减少，容易出现肤燥、起皱、皮肤瘙痒、脱皮掉屑、面色苍白、眼睑浮肿等现象，需要加强肌肤滋润抗皱的护理。此外，冬季也要重视毛发的养护，以免出现干枯起电、脱发、白发等现象。

冬季宜养肾，在饮食上是一个适合滋补调养的季节，比较适合用一些有补益作用的药材入膳，如当归、阿胶、白术、大枣、龙眼肉、山药、黑豆、黑芝麻、核桃、何首乌等。此外，多补充高蛋白、富含油脂、比较温热的动物性食品，对温肾健脾、延缓衰老非常有益。

美容药材怎么用

怎样选择药材

15~25岁人群： 这一阶段正值青春期，一般气血充足，代谢旺盛，最大的问题是肌肤容易不洁净而生痤疮、黑头，影响美观。所以，这一时期应多选用能去油腻、除痘疮、净肌肤的中药，如白芷、玉竹、薏苡仁、茯苓、绿豆、赤小豆、百合、薄荷、芦荟、野菊花、金银花等。如有过敏因素，宜加僵蚕、蝉蜕、地肤子等药。

25~35岁人群： 这一阶段正值青壮年，一方面要忙于事业，另一方面要顾及家庭，女性更要承担生儿育女的重任，往往压力很大、身心俱疲，容易气血亏损、肝郁气滞、血瘀不畅等，出现黄褐斑、面色萎黄或暗黑、黑眼圈、眼袋、浮肿等问题。此时可选择一些美白祛斑、活血化瘀、补益气血的药材，如杏仁、白果、玫瑰花、桃花、白芷、玉竹、百合、茯苓、薏苡仁、赤小豆、山药、龙眼肉、大枣等。

35岁以上人群： 人到中年，多存在气血不足的状况。有人为阳虚，血液循环及代谢不佳，出现面色苍白、水肿、眼袋、皮肤松弛、眼睛无神、脱发；有人为阴虚，津液精血亏损，出现皮肤干枯粗糙、皱纹及色斑多生、面色暗黄无光、眼睛干涩、头发枯黄或早白的现象；也有人阴阳两虚，以上状况均可出现。这一阶段最宜补养气血、活血通络、润肤乌发，可选择白术、当归、丹参、阿胶、大枣、龙眼肉、山药、杏仁、白果、百合、黑豆、黑芝麻、核桃、何首乌等药材。

美容药膳怎么吃

汤汤水水最养颜

把药膳做成汤水服用，不仅药材的有效成分可以充分溶解于水中，保证了药效，还同时补充了水分，对嫩滑肌肤特别有益。此外，人体对流食、半流食的吸收能力是最强的，尤其是脾胃虚弱的中老年人，进食汤水不会给肠胃增加负担。所以，美容类的药膳多以茶、汤、汁、羹、粥的形式出现。

膏、散

膏一般由药材煎汁浓缩后再调入蜂蜜等制成，可长期保存，随时含服，很方便，口味也不错，是美容药膳常见的形式。

散是将药材研磨成粉末，可单服，也可与其他药材粉末混合在一起服用。散可直接吃，也适合拌在粥、饭、面、羹中，更方便食用。

此外，膏和散除了内服外，也非常适合外用敷面或擦涂。

酒

饮酒在中医学中也是一种传统的食疗法，因为酒可以通经络、活气血、化瘀滞，并起到引药入经的作用，可以增强药物的疗效。尤其因寒凝气滞、气血瘀阻而出现面色苍白或萎黄、色斑增多、容颜早衰者宜饮用药酒来调理。但体质燥热、阴虚火旺者不宜多饮。

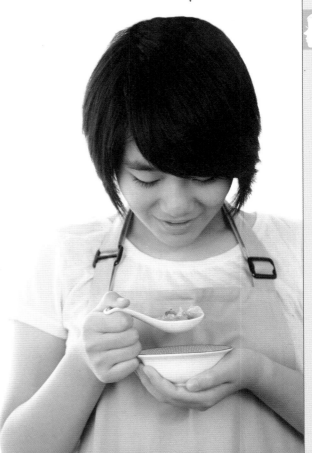

如何搭配食物

药膳中的药材可以起到画龙点睛的作用，但同时也要做好与普通食物的搭配，才能把药膳的作用发挥到最佳。普通的食物虽然没有药材的功效那么明显，但也有不同的美容作用。下面的这些食物，可以根据功效与药材搭配。

润泽肌肤的食物

兔肉、猪皮、猪蹄、猪血、莲子、莲藕、山药、红薯、马铃薯、菠菜、黄豆、黄豆芽、丝瓜、白萝卜、樱桃、荔枝、柠檬、蜜桃、木瓜、红酒。

减轻皱纹的食物

猪皮、猪蹄、牛筋、鸡蛋、鸡皮、燕窝、糯米、燕麦、栗子、葵花子、松子、胡萝卜、银耳、橙子、柚子、香蕉、葡萄干、木瓜、牛奶、蜂蜜、红糖。

延缓老化的食物

甲鱼、鸭肉、海参、玉米、红薯、松子、芝麻、花生、枸杞子、豆腐、银耳、香菇、灵芝、金针菇、猴头菇、大蒜、芦笋、洋葱、芹菜、冬瓜、绿茶、红酒、蜂蜜。

淡化色斑的食物

猪肝、鸡蛋清、豌豆、豆腐、木耳、银耳、香菜、姜、菠菜、茄子、冬瓜、丝瓜、猕猴桃、樱桃、柿子、醋、蜂蜜。

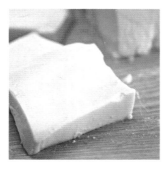 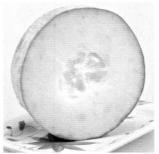 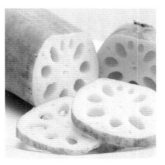

消除痘疮的食物

豆腐、黄豆芽、海带、冬瓜、荸荠、茭白、马齿苋、西兰花、莲藕、山楂、柠檬、番茄、草莓、桃子、西瓜、醋。

养眼美目的食物

猪肝、羊肝、鸡肝、鸭肝、鸡蛋、牡蛎、海参、鳝鱼、花生、枸杞子、胡萝卜、菠菜、荠菜、荸荠、黑木耳、蘑菇、葡萄干、蓝莓。

消肿除湿的食物

鲤鱼、鲫鱼、鸭肉、豆腐、海带、空心菜、冬瓜、冬瓜皮、西瓜皮、苦瓜、丝瓜、黄瓜、柠檬、甘蔗、绿茶、薏苡仁。

养发护发的食物

猪肝、鸡肝、羊肝、猪腰、牡蛎、蛋黄、玉米、紫米、松仁、腰果、豆浆、胡萝卜、番茄、甜椒、紫菜、香菇、海带、草莓、香蕉、蓝莓。

外用洗敷法

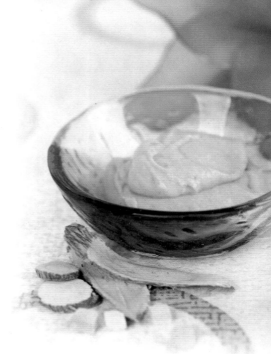

　　不少中药不仅可以内服，外用也非常见效，使用效率极高，而且内外兼顾，标本兼治，疗效会更好。如金银花煮水，长痤疮的人可以适当饮用，另一部分涂在脸上，消炎、消肿效果好。又如茯苓磨成粉，加上牛奶可以做成外用的面膜，调入蜂蜜可以做成美容膏食用，冲水泡饮又是消斑的良药。像这样的材料不妨在家中常备，制作时各种方法兼顾，充分发挥其多种功效，省力省心又省钱。

膏状保养品

　　取药材磨成粉，调入矿泉水或蜂蜜、牛奶、酸奶等拌匀，直接涂抹在脸上，可起到嫩肤、清洁、消斑、美白、营养等作用。

水状保养品

　　取药材加水煎汁或泡水，过滤掉药渣，留取干净的药汁。投入一片面膜纸，待汁液被充分吸收后，将面膜纸贴于面部，20分钟左右取下。此类面膜一般适合补水、去油、消炎、清洁等。

　　水状保养品也适合洗脸、洗头发，或喷涂于面部肌肤，用途非常广泛。

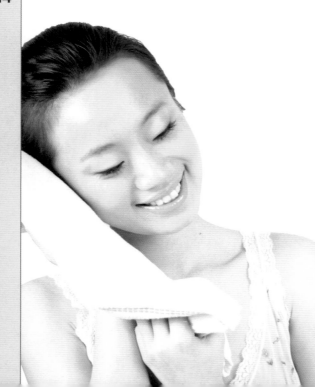

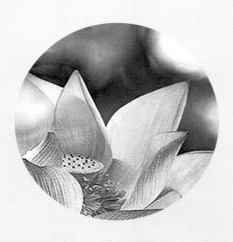

补气养血药

对抗干燥、粗糙、皱纹，
让肌肤水润细嫩的『保鲜』秘方

白术

别名 於术、冬术、浙术、山精。

性味 味甘、苦，性温。

归经 归脾、胃经。

专家箴言

白术为补气健脾药，也有燥湿利水、止汗、安胎等功效，可用于脾气虚弱、水湿内生造成的皮肤失养、松弛、多皱纹、水肿、色斑等状况。

古籍说法

《本草汇言》："白术，乃扶植脾胃，散湿除痹，消食除痞之要药也。脾虚不健，术能补之，胃虚不纳，术能助之……或腹满肢肿，面色萎黄，此胃虚不运，脾虚蕴湿之证也。以上诸疾，用白术总能治之。"

《药性论》："主面光悦，驻颜去皯，治水肿胀满。"

药材选料

白术为菊科植物白术的根茎。晒干的白术为"生晒术"或"冬术"，以个大、表面灰黄色、断面黄白色、有云头、质坚实、无空心者为佳。生白术止汗、燥湿、通便作用强，而炒制过的白术可增强补气健脾、止泻的作用，所以，想要补中益气，最好选用炒白术。

 炒白术　　　 生白术

常用搭配

白术可单用，也常与人参、茯苓、山药等药材搭配食用，以增强补气、除湿的作用。

用法用量

白术可浸酒，或煎汁后入粥、汤食用；也常外用于肌肤，有祛斑除皱的效果。煎服用量在6～12克。

人群宜忌

适宜人群	不宜人群
✓ 虚弱枯瘦、肌肤干枯失养、皱纹多生、皮肤松弛下垂者	✗ 白术性偏温燥，热病伤津、阴虚燥渴、气滞胀闷者慎服
✓ 脾虚所致面色萎黄、色斑多者	
✓ 食少便溏、泄泻、痰饮、水肿、带下者	

三白美容饮

茶饮

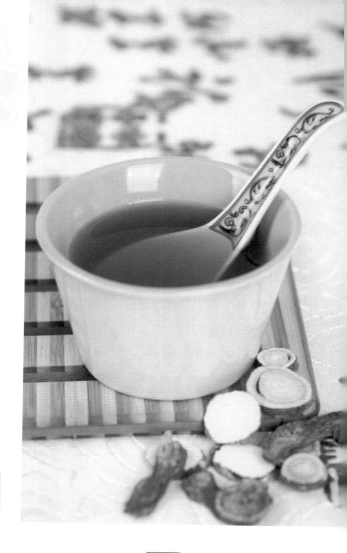

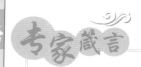

专家箴言

此方出自《医学入门》，是传统美容方，常饮可补益气血、润肤美白、淡化色斑、延缓衰老。

宜忌

✓ 适用于气血虚弱所致皮肤粗糙多皱、萎黄、有黄褐斑及色素沉着者。

✓ 四季皆宜饮用。

✗ 实盛而不虚者慎饮。

材料

白术、白芍、白茯苓各10克，甘草5克。

做法

将所有材料一起放入砂锅中，加适量水煎汁，过滤掉药渣后，取汁饮用。

用法

分次温热后饮用。

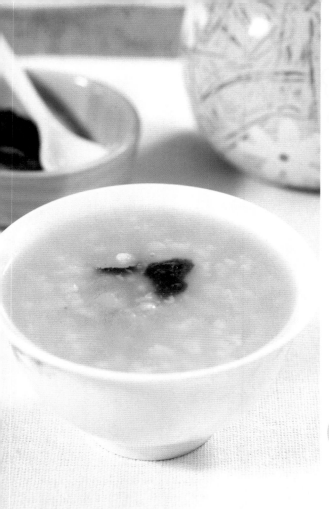

白术南瓜粥

主食

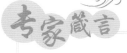

专家箴言

　　南瓜是健脾补中的美容食物，搭配益气的白术，可增强补中益气、丰满肌肤、延缓衰老的功效。

材料

白术20克，南瓜150克，粳米100克。

做法

1 将南瓜去皮，洗净，切块；粳米淘洗净。
2 白术放砂锅中，加适量水，小火煎煮30分钟，滤渣取汤。
3 将粳米、南瓜放入药汤中同煮至粥稠即可。

宜忌

✓ 适合脾胃虚弱、食少便溏、营养不良、面色萎黄、肌肤干皱者补养。
✓ 秋、冬季节食用最佳。

✗ 实盛火旺、腹胀气滞者不宜多吃。

用法

每日早晚空腹温热食用。

白术仔鸡汤

汤羹

材料

白术15克，当年小鸡250克。

调料

料酒15克，姜片10克，盐适量。

做法

1 将小鸡洗净，剁成小块，焯水备用。
2 锅中放入适量水烧开，放入鸡块、白术、姜片、料酒，改小火煮至肉烂汤浓，加盐调味即成。

用法

随餐食用，吃肉喝汤。

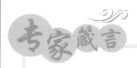

专家箴言

白术益气健脾，鸡肉温补气血。此汤可补益气血，改善面容早衰，是体虚者的美容佳品。

宜忌

✔ 适合年老、劳累或病后、产后气血亏虚所致肌肤失养、干枯不润、面黄肌瘦、皱纹暗斑增多者。
✔ 体质虚寒所致食少、腹泻、自汗、带下者。
✔ 秋、冬季节温补最佳。

✖ 此汤性较温热，实热、燥热、阴虚火旺者不宜多吃。

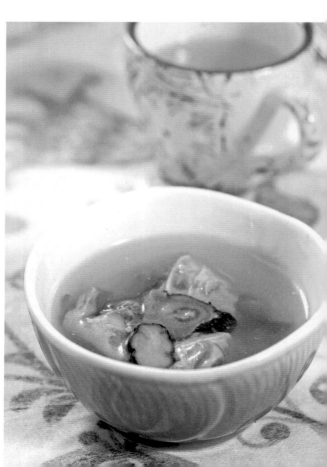

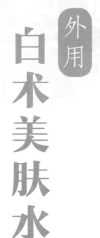

白术美肤水

材料

白术50克，醋250毫升。

做法

取洁净的空瓶，将白术泡在醋中，封瓶保存，随用随取。

用法

每次用棉签或面膜纸取少许白术醋液，擦涂面部，尤其是有细小皱纹、雀斑及黄褐斑等色斑及肤色不匀处，重点擦涂。每日数次。

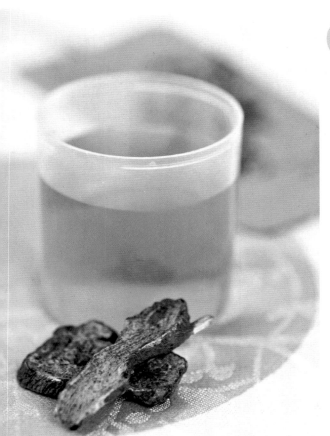

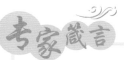

专家箴言

　　此方出自《肘后备急方》，经常用其擦拭面部，有抗衰除皱、美白消斑的作用，是传统美容方。

宜忌

✓ 适合面部粗糙、肤色萎黄暗沉、皱纹较多者及有雀斑、黄褐斑、黑斑、老人斑者。

✓ 四季皆宜擦涂外用。

✖ 皮肤易过敏者慎用。

补气养血药

当归

别名 秦归、云归、西当归。

性味 味甘、辛，性温。

归经 归肝、心、脾经。

专家箴言

当归是补血圣药，也是女性养颜之宝，可补血活血，调经止痛，润肠通便，用于美容可改善血虚所致面色苍白或萎黄、唇色苍白及肌肤干枯不润、失养多皱、痈肿疮疡等问题。

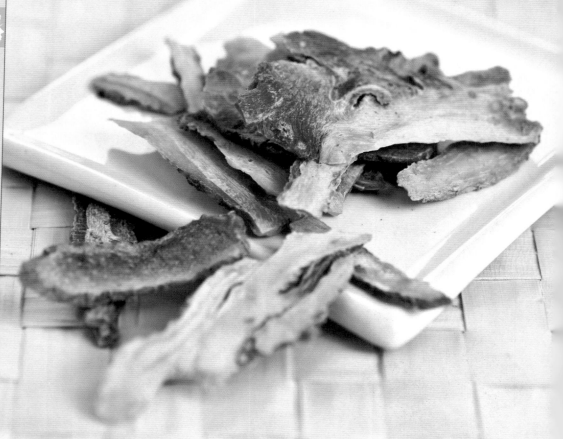

古籍说法

《神农本草经》："主咳逆上气，温疟，寒热洒洒在皮肤中，妇人漏下，绝子，诸恶疮疡金疮，煮饮之。"

《名医别录》："补五脏，生肌肉。"

《本草纲目》："治头痛，心腹诸痛，润肠胃筋骨皮肤。治痈疽，排脓止痛，和血补血。"

药材选料

本品为伞形科植物当归的根。全当归根略呈圆柱形，根上端称"归头"，主根称"归身"，支根称"归尾"。归头止血，归身补血，归尾破血。用于美容食疗选归身较好，补血较为平和，以主根粗长、油润、外皮棕色、肉质饱满、断面色黄白、气浓香者品质为佳。

当归身　　　　当归尾

常用搭配

常搭配黄芪、人参、熟地黄、阿胶等药材同用，尤其是对于气血两虚者，当归、黄芪是气血双补的最常见搭配。

用法用量

可煎汁入汤，可浸酒、熬膏或入丸、散。煎服用量在6~15克。

人群宜忌

适宜人群	不宜人群
✓血虚、贫血或气血两虚所致面色苍白、萎黄、无光、唇色苍白者	✗湿阻中满及大便溏泄者慎服
✓面容干枯早衰、皱纹增多、头发干枯、须发早白者	
✓疮疡初起肿胀疼痛，或成脓不溃，溃后不敛者	

主食

归枣粥

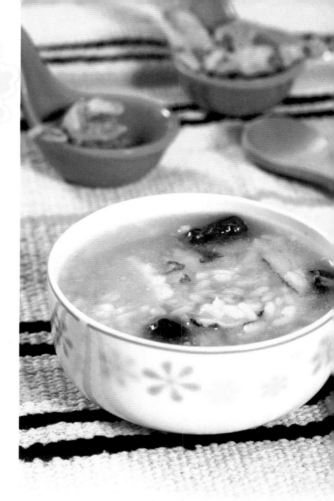

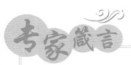
专家箴言

当归、大枣都是补血养颜的佳品，常食此粥能益气补血、活血调经，是女性红润气色、抗衰老的理想食疗品。

宜忌

✔ 适合气血亏虚、贫血所致的肌肤失养者，尤其是女性月经不调、经血过多者。

✔ 食少乏力、营养不良、体虚瘦弱者宜多吃。

✔ 四季皆宜食用。

✘ 实盛火旺、腹胀中满、气滞者不宜多吃。

材料

当归、大枣各15克，粳米100克。

做法

1 将粳米淘洗干净。

2 把粳米、当归、大枣放入砂锅中，加适量水烧开，改小火煮40分钟即可。

用法

每日早晚空腹温热食用。

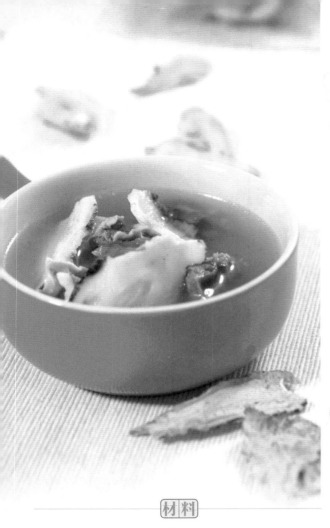

汤羹 当归羊肉汤

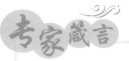
专家箴言

此方出自《太平圣惠方》，是传统的补虚美容方，可起到益气养血、温中健脾、补益肝肾、美颜润色的功效。

材料

羊肉250克，当归20克。

调料

料酒20克，姜粉10克，盐、鸡精各适量。

做法

1 羊肉去筋膜，洗净，焯水，切块。
2 把羊肉和当归一起放入砂锅内，倒入适量清水煮沸，撇净浮沫，加料酒、姜粉，改小火炖至羊肉熟烂，放盐、鸡精调味即成。

用法

随餐适量食用，吃肉喝汤，当归拣去不吃。

宜忌

✓ 适合气血亏虚不能上荣所致的面色萎黄无华、面容早衰者。
✓ 体质虚寒、手脚冰凉、月经不调者宜食用。
✓ 秋、冬季节食用最宜。

✗ 羊肉较温燥，体质燥热者不宜多吃。

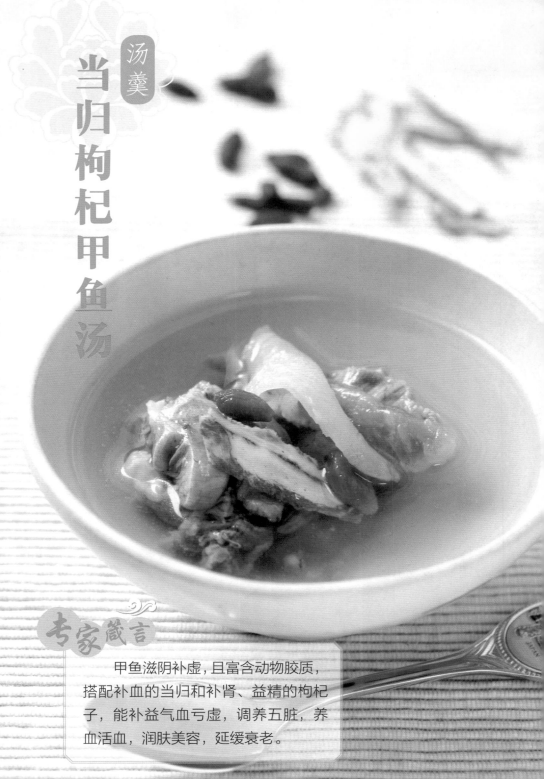

当归枸杞甲鱼汤

专家箴言

甲鱼滋阴补虚，且富含动物胶质，搭配补血的当归和补肾、益精的枸杞子，能补益气血亏虚，调养五脏，养血活血，润肤美容，延缓衰老。

材料

甲鱼肉150克，当归、枸杞子各15克，鸡高汤适量。

调料

料酒15克，白糖5克，盐、鸡精各2克。

做法

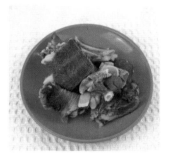

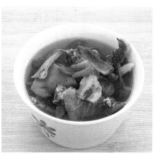

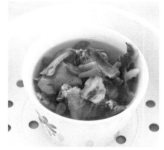

1 将甲鱼去内脏，剁成块，放入冷水锅中，加热焯水，捞出，冲洗干净。

2 把焯好的甲鱼块放入蒸碗中，码入当归和枸杞子，用鸡高汤化匀调料，倒入蒸碗。

3 将蒸碗放入笼屉，上蒸锅，隔水蒸1～2小时即成。

用法

随餐适量食用，吃甲鱼肉和枸杞子，喝甲鱼汤。当归可拣出不吃。

宜忌

✓ 适合体质虚弱、病后体虚、贫血等所致肌肤干枯失润、衰老多皱、面色苍白或萎黄、发白干枯、精力不济、乏力倦怠者。

✓ 四季皆宜食用。

✗ 凡有外感实热、寒湿内盛者，以及孕妇、产后虚寒者均不宜多吃甲鱼。

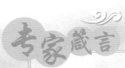

汤羹

归芪鸡肉汤

专家箴言

当归补血活血，黄芪补气固表，鸡肉温养气血。常食此汤可补虚活血、排脓生肌，让人面色红润，肌肉丰满，皮肤柔润光泽有弹性。

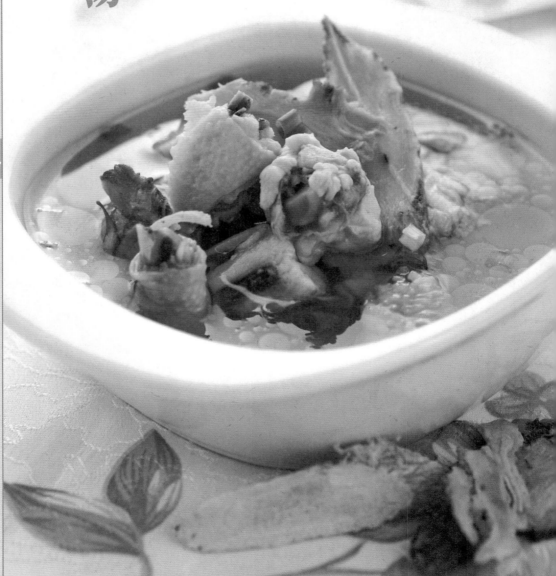

材料

母鸡肉250克，当归、黄芪各20克，香葱末适量。

调料

料酒20克，盐、胡椒粉各适量。

做法

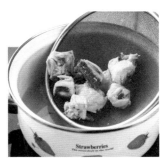

1 将母鸡肉剁成块，放入冷水锅中，加热焯水后，洗净备用。

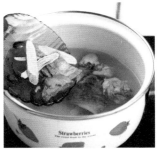

2 把鸡块放入锅中，加适量水烧开，撇净浮沫，放入当归、黄芪，倒入料酒，改小火煮1~2小时。

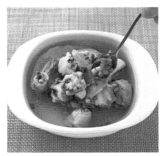

3 煮至肉烂时，加盐和胡椒粉调味，盛入汤碗，撒上香葱末即成。

用法

随餐适量食用，吃肉喝汤，药材拣去不吃。

宜忌

✓ 适合气血偏虚、形体瘦弱、食少乏力、疲惫倦怠、面黄肌瘦、面容早衰者。

✓ 女性气虚或血虚所致月经不调、自汗、盗汗者。

✓ 四季皆宜食用。

✗ 湿盛中满、腹胀气滞者不宜多吃。

当归醪糟面膜

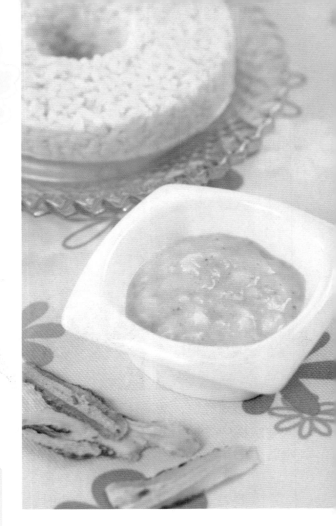

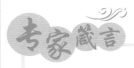

专家箴言

此面膜能活血通络，营养和红润肌肤，淡化皱纹及面部色斑，提亮肤色。

宜忌

✓ 适用于因血虚或血瘀引起的肌肤失养者，表现为皮肤干皱，面色苍白或萎黄，有色斑或肤色暗沉、肤色不均者。

✓ 中性或干性肤质者适用。

✓ 四季皆宜外用。

✗ 皮肤敏感、易发炎者慎用。

材料

当归15克，醪糟30克。

做法

1 将醪糟研磨成糊，当归打成粉。

2 将二者放入小碗中，加适量水，混合拌匀，成稀糊状即可。

用法

蘸取适量面膜，均匀涂抹在脸上，15~20分钟后洗净。每周1次。

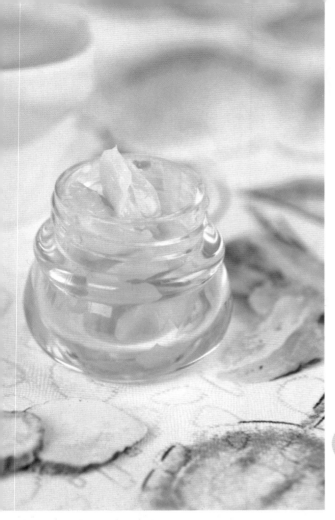

外用 当归白芷膏

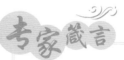

此方出自《普济方》，有润肤、抗皱、消斑、修复肌肤损伤的效果，久用见效，是传统的外用美容保养品。

材料

当归、白芷各30克，猪板油500克，白酒100毫升。

做法

将当归、白芷捣碎，与猪板油一起用布包裹，加适量白酒，煎十余沸，去渣，盛入瓶中，封口后贮存于冰箱中，随用随取。

用法

取少许面膏，涂抹于面部有皱纹及瘢痕处，无须洗去。每日数次。

宜忌

✓ 适合面部皮肤干痒及有皱纹、黄褐斑、痘印、瘢痕者经常涂抹。

✓ 中性或干性肤质适用。

✓ 四季皆宜外用。

✗ 皮肤易过敏、发炎者慎用。

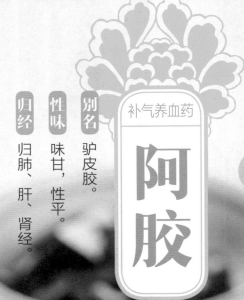

补气养血药

阿胶

别名 驴皮胶。

性味 味甘，性平。

归经 归肺、肝、肾经。

专家箴言

阿胶是补血要药，多用于治疗血虚，对因出血而致血虚者效果尤好。阿胶主要有补血滋阴、润燥、止血的功效，用于美容可改善血虚而致面色萎黄或苍白及肌肤失养而致干枯、多皱、早衰等。

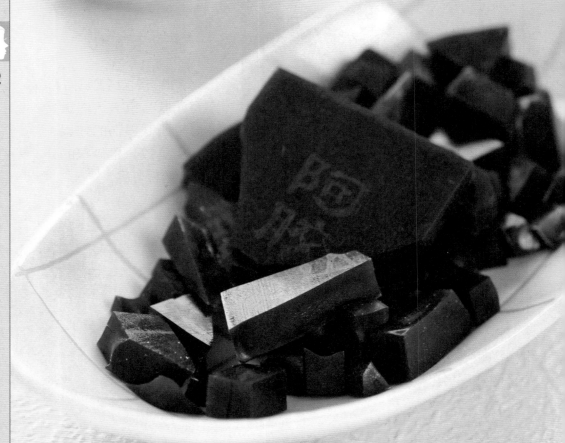

古籍说法

《本草纲目》："阿胶大要只是补血与液，故能清肺益阴而治诸证。……阴不足者补之以味，阿胶之甘以补阴血。""疗吐血衄血、血淋尿血、肠风下痢。女人血痛血枯、经水不调、无子、崩中带下、胎前产后诸疾。"

 药材选料

本品为马科动物驴的皮经煎煮、浓缩制成的固体胶，以山东东阿阿胶最为著名。阿胶为长方形或方形，黑褐色，有光泽，质硬而脆，断面光亮，碎片对光照呈棕色半透明状，气微，味微甘。市场上有不少假冒阿胶，在购买时最好去正规药店，对价格过低的产品要谨慎选择。

 优质阿胶

 原料掺有牛皮下脚料、马皮的劣质阿胶

 常用搭配

阿胶单用即有效，也可与熟地黄、当归、芍药等补血药同用，以增强补血效果。

 用法用量

可煎汤或入粥、汤、丸、散。阿胶一般应烊化兑服（指将胶类药物放入水中或加入少许黄酒蒸化，再倒入已煎好的药液中和匀内服，或在已煎好的药液中溶化后内服）。用量在5~10克。

 人群宜忌

适宜人群	不宜人群
✓ 女子经血过多、月经不调或其他出血证而致血虚者，表现为面色苍白、萎黄及肌肤干枯、多皱	✗ 阿胶性黏腻，有碍消化，脾胃虚弱、消化不良者慎用
✓ 阴虚肺热、热病伤阴、心烦失眠者	

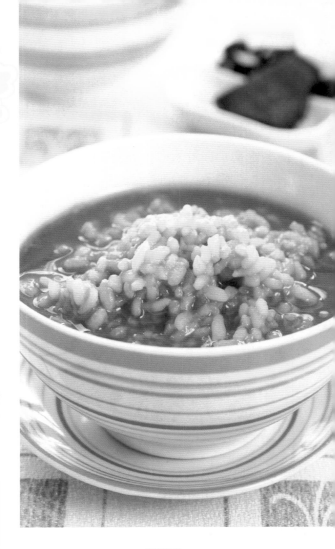

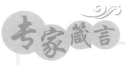

主食 阿胶粥

本
草
一
味
增
颜
值

专家箴言

此粥可以补血养阴，润燥止血，对血虚萎黄、肌肤失养、早衰者是理想的补益食疗品。

34

宜忌

✓ 适合阴血不足、贫血所致面色苍白或萎黄、晦暗无光、面容干枯多皱者。

✓ 产后或病后体虚、失血过多、神经衰弱者宜食用。

✗ 脾胃消化功能不良者不宜多吃。

阿胶烊化

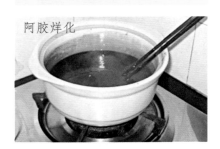

材料

阿胶20克，粳米100克。

做法

1 将粳米淘洗净，阿胶加水烊化为液体。

2 锅中倒入粳米和阿胶溶液，加适量水，大火烧开，改小火煮30分钟即成。

用法

早晚温热食用。

胡桃阿胶膏

材料

去核大枣500克，阿胶、冰糖各250克，核桃仁、炒黑芝麻、龙眼肉各150克，黄酒500毫升。

做法

1 将大枣、核桃仁、炒黑芝麻、龙眼肉研成细末。

2 将阿胶浸于黄酒中10天，然后与酒一起置于陶瓷容器中隔水蒸，使阿胶完全溶化。

3 再加入大枣、核桃仁、黑芝麻、龙眼肉的细末，搅拌均匀，最后加入冰糖溶化。

4 盛入干净瓶中，封口后置于冰箱内保存。

用法

每次取1茶匙食用，每日数次，久食见效。

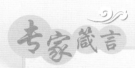

专家箴言

此方出自《清宫叙闻》，据说是慈禧太后的美容秘方。常食可养血润燥，令人皮肤滑腻、头发乌黑、青春常驻。

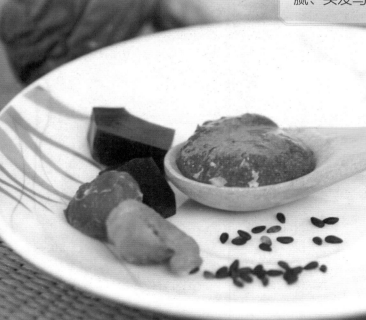

宜忌

✓ 适合中老年气血亏虚、形体瘦弱、肌肤衰老、面色晦暗无光、毛发干枯、失眠健忘者。

✓ 秋、冬季节服用最佳。

✗ 腹胀气滞、消化不良、肥胖者不宜多服。

补气养血药

大枣

别名 枣、红枣、枣子、干枣。

性味 味甘，性温。

归经 归脾、胃、心经。

专家箴言

　　大枣乃脾之果，为补血健脾良药，是传统滋补品，可补中益气，养血安神，用于气血亏虚、脾虚而致食少、乏力、便溏及妇人脏躁等；在美容方面，有"日食三颗枣，百岁不显老"之说，常食可养颜驻容，润肤除皱，红润气色，延缓衰老。

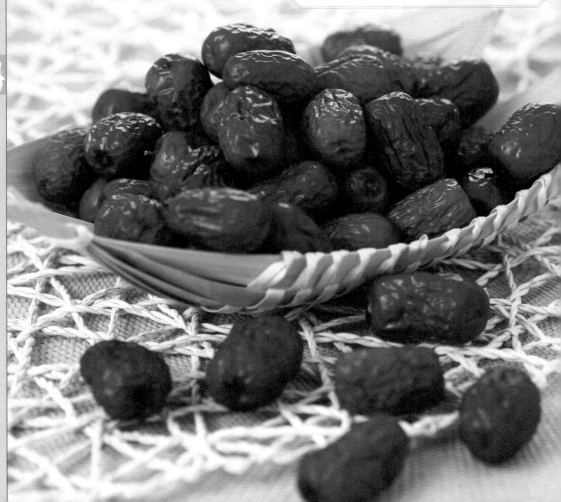

古籍说法

《神农本草经》："安中养脾。"

《本草汇言》："善补阴阳、气血、津液、脉络、筋俞、骨髓，一切虚损，无不宜之。"

药材选料

本品为鼠李科植物枣的成熟果实，以色红、肉厚、饱满、核小、味甜者为佳，山东、山西、新疆、甘肃等地所产者均为佳品。市场上的大枣价格相差较大，尽量不要用价格低廉的劣质大枣，可能是陈年枣或二三级枣，存在气味杂乱、表皮干涩、肉质稀溏、渣多、甜度不一等问题。

 优质大枣

 劣质大枣

常用搭配

大枣单用补血效果就很好，与姜合用是最常见的搭配，也常与人参、白术、枸杞子、核桃仁等合用，以增强补气血、抗衰老的作用。

用法用量

大枣可直接食用，也可泡茶、浸酒、煮粥、做面食、羹汤或入丸、散，用法非常多样。一般需要劈破、去核后再煎服，这样药效才能最大程度地发挥出来，用量在10～30克。

人群宜忌

适宜人群	不宜人群
✓ 气血虚弱、贫血等所致肌肤失养、干枯多皱、面色苍白或萎黄者	✗ 凡有湿痰、积滞、齿病、虫病者均不宜
✓ 老少皆宜，尤其是中老年人、女性和青少年更宜，身体虚弱、消瘦、食少便溏、免疫力低下者也宜多吃	
✓ 神经衰弱、失眠、虚劳烦闷者	

茶饮 大枣花生饮

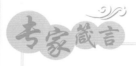

材料

去核大枣、花生仁各25克。

做法

1 锅中放入劈破的大枣、花生仁和适量水，煮20分钟，晾凉。
2 连同煮水一起倒入打汁机中搅打成汁糊，可直接饮用。

用法

每日饮1杯，常饮见效。

专家箴言

　　此饮温胃补脾、养血补肝，适合气血虚弱者常饮，是女性、老人用来美容养肤的温和滋补品。

宜忌

✔ 适合气血不足、虚劳羸瘦、体虚乏力、阴虚贫血、神经衰弱者。

✔ 面色苍白或萎黄、干枯不润、灰暗无光泽、毛发枯槁者宜多饮。

✔ 秋、冬季节用，具有明显的温补效果。

✘ 中满、气滞、肥胖者不宜多饮。

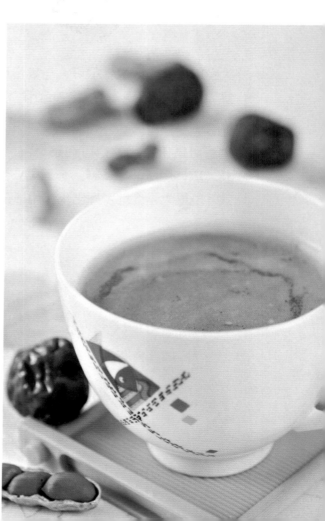

玫瑰枸杞大枣茶

材料

去核大枣15克，枸杞子10克，玫瑰花6克，冰糖适量。

做法

将大枣劈破，和所有材料一起放入杯中，冲入沸水，加盖闷泡15分钟后即可饮用。

用法

每日1剂，可多次冲泡，代茶频饮。

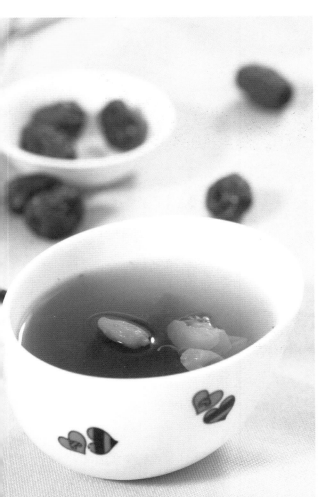

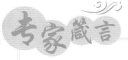

专家箴言

此茶既可补血生血，又可活血通络，常饮令肌肤红润光泽，充满活力，常葆年轻。

宜忌

✓ 适合气血虚弱或气滞血瘀所致肌肤早衰、面色暗黑、多皱、多斑者。

✓ 适合心情抑郁、烦闷失眠者。

✓ 四季皆宜饮用。

✗ 孕妇不宜。

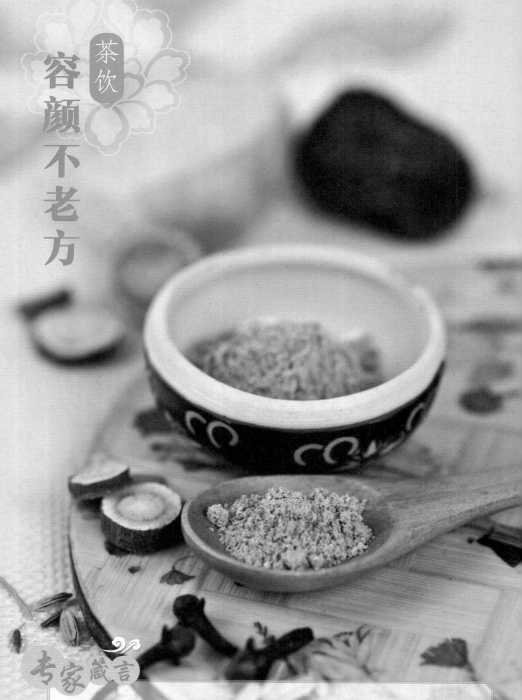

本草一味增颜值

专家箴言

此方是传统的民间验方。生姜配红枣最能生发脾胃之气，是调和气血的上品。所以，此方既是调养脾胃、促进运化的良方，也是美肤色、抗衰老的养颜良药。

材料

生姜180克，大枣90克，甘草45克，茴香60克，盐30克，丁香15克。

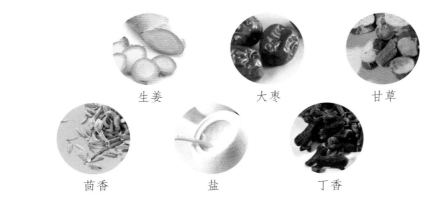

生姜　　　　　　　大枣　　　　　　　甘草

茴香　　　　　　　盐　　　　　　　丁香

做法

将上述材料共捣成粉末，拌和均匀，盛入干净的容器内，封口保存，随用随取。

用法

每日清晨，取10～15克散粉，盛入杯中，以沸水冲泡，拌匀后饮用，久服见效。

宜忌

✓ 适于因脾虚寒湿所致肌肤失养、肤色萎黄、面容衰老者。

✓ 适于脾胃虚寒、食少腹泻、消化不良、手脚冰凉、疲倦乏力、免疫力低下者常食。

✓ 四季皆宜服用。

✗ 此方以温胃燥湿为主，体质燥热者不宜多服。

古人十分珍视此方，有诗为证：

"一斤生姜半斤枣，
二两白盐三两草，
丁香沉香各半两，
四两茴香一处捣。
煎也好，煮也好，
修合此药胜如宝。
每日早晨饮一杯，
一世容颜长不老。"

（本书中未加沉香，但功效不减）

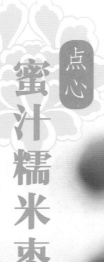

点心

蜜汁糯米枣

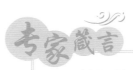

专家箴言

这既是一道美味甜点，又是补气养血的食疗佳品，常食有润泽和营养肌肤、减轻皱纹、红润气色、美白褪黑的作用。

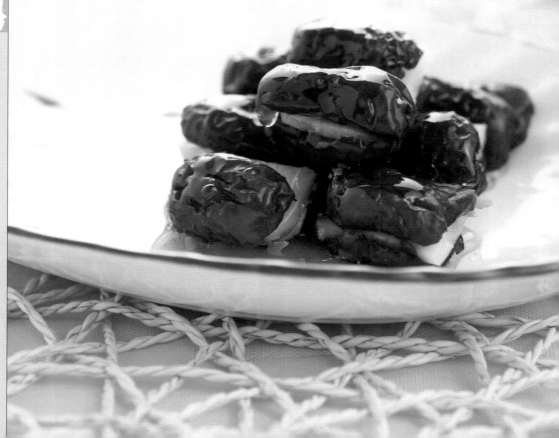

材料

大枣100克，年糕坨100克。

调料

蜂蜜适量。

做法

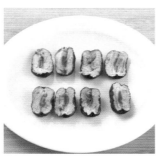

1 将大枣对半切开，去除枣核。

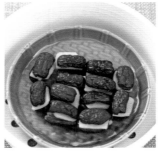

2 年糕坨切成小片，夹在大枣中间，码放在盘中，上蒸锅，大火蒸30分钟。

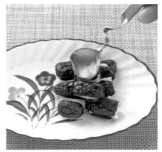

3 将蒸好的糯米枣码放在餐盘中，浇上蜂蜜即可食用。也可放入容器中，用蜂蜜浸泡后食用。

用法

每日作点心食用。

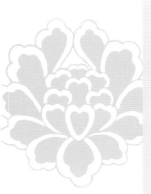

宜忌

✓ 适合气血不足而致的面色苍白或面黄肌瘦、肤色黧黑暗沉、多皱纹、多色斑者常食。

✓ 脾虚食少、劳累疲乏、精力不济、心烦失眠、健忘、免疫力下降者宜食用。

✓ 四季皆宜食用。

✗ 大枣和糯米多吃均不易消化，所以，消化功能不佳者应限量，尤其是有痰湿、积滞者慎食。

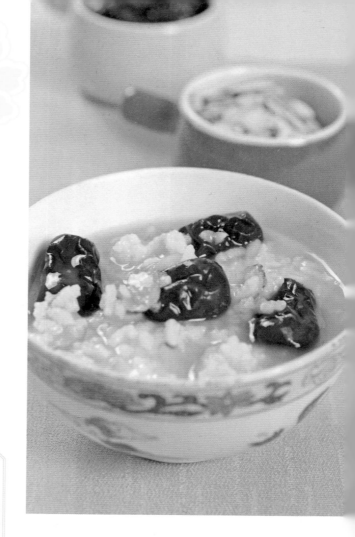

大枣洋参粥

主食

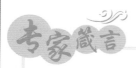

专家箴言

此粥健脾益气，养血滋阴，补虚损，抗衰老，添精力，安心神，也是美容养颜、红润肌肤、对抗皱纹的食疗佳品。

宜忌

✔ 适于身体疲惫、倦怠乏力、贫血、面容早衰、肌肤松弛多皱、气色差、心烦失眠者多吃。

✔ 四季皆宜食用。

✘ 腹胀中满、气滞者慎吃。

材料

去核大枣15克，西洋参10克，粳米100克。

做法

将粳米淘洗干净，与西洋参、大枣同入砂锅，加适量水烧开，撇净浮沫，改小火煮至粥稠即可。

用法

早晚温热食用。

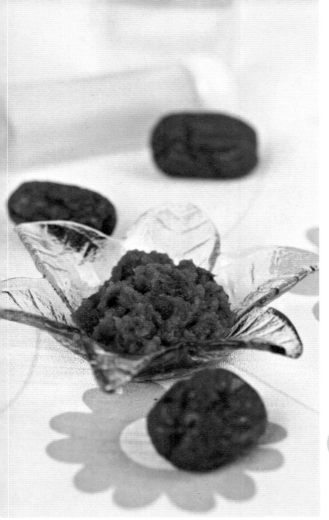

外用 枣泥面膜

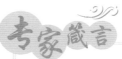

专家箴言

此面膜可营养和润泽肌肤，平展皱纹，延缓肌肤老化，是安全柔和的皮肤滋养品。

材料

去核大枣5枚，杏仁油10毫升。

做法

1 将大枣洗净，放在锅中加适量水，小火煮软，取出，去皮，捣烂成枣泥。

2 枣泥中调入杏仁油，搅拌均匀成糊状。

用法

用手指蘸取面膜涂于面部，在眼周、唇周、颈部细纹处轻轻按摩一会儿，直至完全吸收，15分钟后洗净。每周2次。

宜忌

✓ 适于肌肤失养干枯、皱纹多生、松弛下垂、面色苍白或萎黄、黑眼圈、色素沉着者。

✓ 中性或干性肌肤适用。

✗ 皮肤油腻不洁、痤疮丛生者不宜。

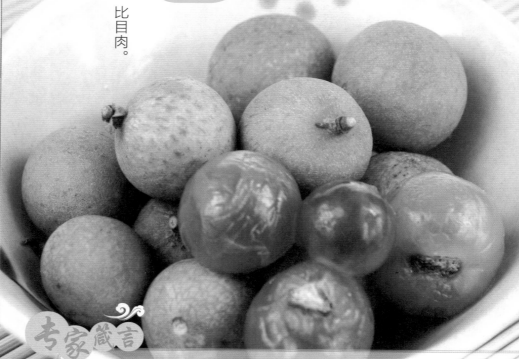

龙眼肉

别名 龙眼、龙眼干、桂圆、圆眼、蜜脾、比目肉。

性味 味甘，性温。

归经 归心、脾经。

专家箴言

龙眼肉是年老体衰、产后、病后、气血亏虚者的滋补良药，是理想的抗衰品，有补益心脾、养血安神的功效。用于美容，可改善因气血不足所致的血虚萎黄、肌肤干皱、早衰、神经衰弱等。

古籍说法

《神农本草经》："主五脏邪气，安志、厌食，久服，强魂聪明。"

《本草求真》："龙眼，气味甘温，多有似于大枣，但此甘味更重，润气尤多，于补气之中又更存有补血之力，故书载能益脾长智，养心保血，为心脾要药。"

药材选料

本品为无患子科龙眼属植物龙眼的假种皮，以片大、肉厚、质细软、色棕黄、半透明、味浓甜者为佳。鲜龙眼肉不易保存。晒干后的龙眼肉干可长时间存放，各季节皆可食用。龙眼肉片则是经晒干、去核、切片而成的，食用起来更加方便。这几种龙眼肉都可以选择。

| 鲜龙眼肉 | 龙眼肉干 | 龙眼肉片 |

常用搭配

龙眼肉单用即有效，也常与人参、当归、大枣、酸枣仁等合用，以增强补益心脾、养血安神的效果。

用法用量

可煮粥、熬膏、泡茶、浸酒或入丸剂。煎服用量在10～25克，大剂量可用30～60克。

人群宜忌

适宜人群	不宜人群
✓老年体衰、气血虚弱、多皱、白发者，更年期女性更宜	✗湿盛中满、内有痰火及湿滞停饮者忌服
✓产后、病后体虚、肌肤失养萎黄者	✗孕妇不宜多吃
✓思虑过度、失眠健忘、精神不佳者	

茶饮
龙眼大枣茶

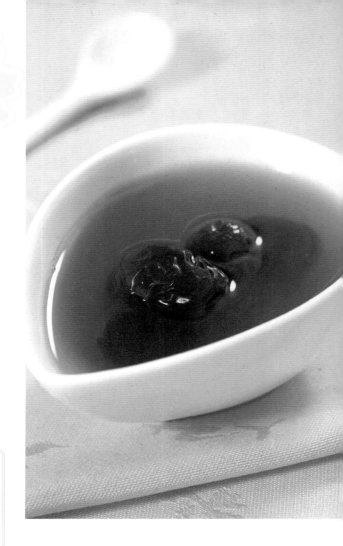

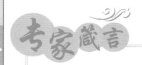 专家箴言

此茶可益气养血，补虚安神，美容润肤，延缓皮肤老化，是中老年及女性体虚者的养颜保健精品。

宜忌

✓ 适用于气血亏虚、容颜早衰、贫血、脱发者。
✓ 体质虚弱、脾虚泄泻、失眠健忘、免疫力差者宜多饮。
✓ 四季皆可，秋、冬季更宜。

✗ 湿盛中满、外感实邪及有痰火者不宜。

材料

龙眼肉30克，去核红枣20克。

做法

将龙眼肉和红枣一起放入锅中，加适量水，小火煮30分钟即可。

用法

分次温热饮用。

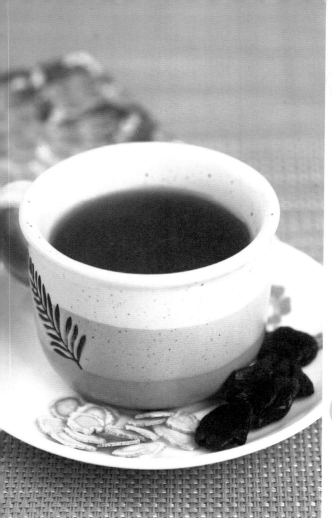

茶饮

玉灵膏茶

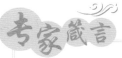

专家箴言

此方源自《随息居饮食谱》，有补血、益气、安神的功效，温而不燥，凉而不寒，且口味很好，是食疗滋补的上品。

材料

龙眼肉20克，西洋参3克。

做法

将龙眼肉和西洋参置于保温杯中，冲入沸水，加盖闷泡15~20分钟，分次倒出饮用。

用法

每日代茶频饮，最后将龙眼肉、西洋参吃掉，1日内服完。

宜忌

✓ 适合体弱神疲、虚劳羸瘦、面色萎黄者。
✓ 食欲不振、失眠多梦、心悸健忘者宜常饮。
✓ 四季皆宜饮用。

✗ 痰火内盛或湿热蕴阻者不宜饮用。

美容八宝粥

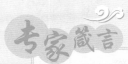

专家箴言

　　此粥可养颜，滋阴，益气，抗衰，尤其对气阴两虚所致气血不足、容颜早衰者有很好的调养作用，常食能调脾胃，使人面色红润，容颜不老。

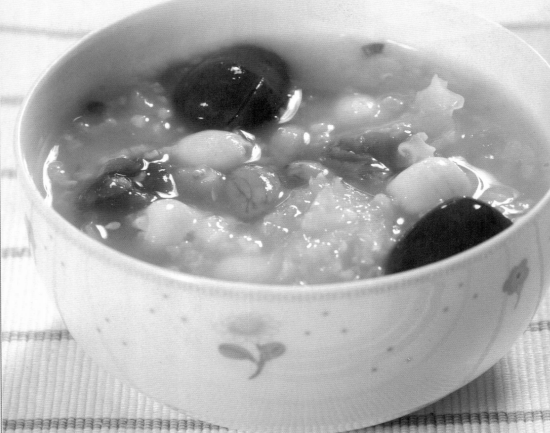

材料

水发银耳50克，龙眼肉、大枣、花生仁、莲子、薏苡仁、花豆、核桃仁各15克，冰糖30克，糯米100克。

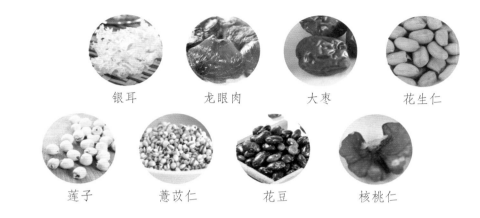

银耳　　　龙眼肉　　　大枣　　　花生仁

莲子　　　薏苡仁　　　花豆　　　核桃仁

做法

1 将以上各材料洗净，莲子、薏苡仁、花豆要提前浸泡涨发。

2 煮锅中先放入莲子、薏苡仁、花豆、水发银耳和适量水，小火煮40分钟，再放入糯米、大枣、龙眼肉继续煮30分钟，最后放入花生仁、核桃仁、冰糖，煮20分钟至粥稠即可。

用法

每日早晚温热食用。

宜忌

✓ 男女老少皆宜，常食能让人肌肤更加红润白皙。

✓ 尤其适合体虚所致肌肤失养、面色晦暗、皮肤干燥、多皱纹、多色斑、毛发干枯者。

✓ 有倦怠乏力、脾虚食少、精神萎靡、失眠多梦、健忘、自汗、盗汗等症状者宜多食用，也适合久病体虚及大病初愈者调养。

✓ 最宜秋季食用，还有很好的缓解秋燥的作用。

✗ 体内气滞胀满者不宜多吃。

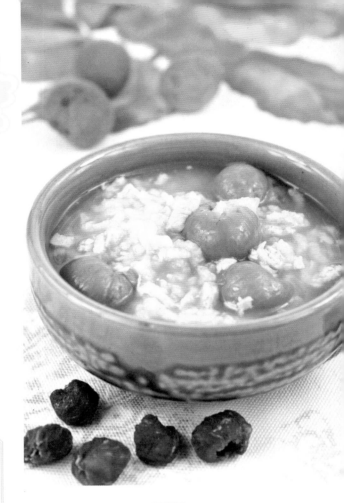

龙眼鸡肉粥

主食

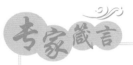

专家箴言

此粥为民间验方，有补血、安神、驻颜的功效，为日常温补气血、润泽肌肤的滋补品。

宜忌

✓ 适合气虚、贫血、面色苍白或萎黄和肌肤失荣、多皱早衰者。

✓ 体质虚弱、食欲不佳、心悸失眠者宜多吃。

✓ 四季皆宜，秋、冬季更佳。

✗ 外感实邪或痰湿、内热者不宜多吃。

材料

龙眼肉15克，鸡胸肉70克，粳米100克。

调料

盐适量。

做法

1 将鸡胸肉洗净，切成小粒。

2 将粳米淘洗干净，和龙眼肉一起放入锅中，加适量水，用中火煮30分钟，再放入鸡肉粒、盐搅匀，再煮沸即可。

用法

每日早晚温热食用。

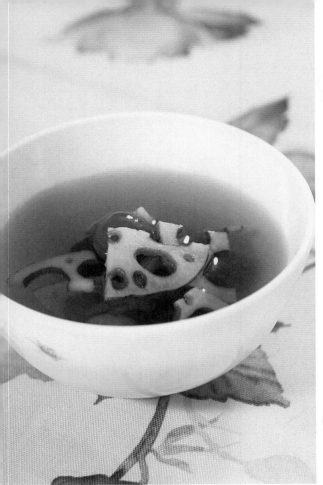

汤羹 龙眼莲藕汤

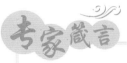

莲藕是补益脾胃、养血生肌的好材料，搭配龙眼肉，可补气血、健脾胃、红润面色、滋养肌肤。

材料

龙眼肉30克，鲜莲藕150克。

做法

1 将莲藕去皮，洗净，切片。
2 煮锅中加适量水烧开，放入龙眼肉、莲藕片，煮30分钟即可。

用法

早晚温热后食用。

宜忌

✓ 适合脾胃虚弱、面色萎黄、肌肤失养及早衰者。
✓ 女性月经不调及更年期时宜食，有助于预防多种妇科疾病。
✓ 秋季食用最佳，可起到缓解秋燥的作用。

✗ 中满湿盛者不宜多吃。

山药

别名 薯蓣、土薯、山薯蓣、怀山药。

性味 味甘，性平。

归经 归脾、肺、肾经。

专家箴言

山药是气阴双补佳品，既富含营养，又容易消化，可作为食品长期服用，对体质虚弱羸瘦、营养不良者是滋补良药。用于美容，可使肌肉丰满、皮肤光滑细嫩，减轻皮肤松弛有皱纹、肤色萎黄、须发早白等老化症状，能够养颜抗衰老。

古籍说法

《神农本草经》："补中，益气力，长肌肉，久服耳目聪明。"
《本草纲目》："益肾气，健脾胃，止泄痢，化痰涎，润皮毛。"

药材选料

本品为薯蓣科薯蓣属植物薯蓣的根，是一种常见的根茎类蔬菜，食用鲜品即有效。干品一般用于方药，日常药膳还是以鲜品为主。选择鲜山药以"铁棍怀山药（河南焦作一带出产）"为最佳，与普通山药相比，它短、细、毛刺长、断面细腻、色如瓷白、质地坚密、耐煮不烂、口感香甜细腻、略带药味，食疗效果更好。

铁棍怀山药　　以木薯代替的假山药片

常用搭配

山药可单用，若用于美容，也可与大枣、枸杞子、桑椹、核桃仁、熟地黄、莲子等材料同用，以增强美容、抗衰老的效果。

用法用量

山药可做成主食或羹汤，也可泡饮、浸酒、熬膏等。鲜品用量没有太多限制，干品用量在15～30克。

人群宜忌

适宜人群	不宜人群
✓ 男女老少皆宜，尤其适合中老年皮肤松弛下垂及有各种气虚下陷症状者	
✓ 食少便溏、体瘦乏力、肌肤失养、干枯不润、皱纹早生、须发早白者	✗ 湿盛中满或有实邪、积滞、大便燥结者不宜
✓ 体质虚弱、肺虚咳喘、免疫力低下者及有遗精、带下等泄泻症状者	

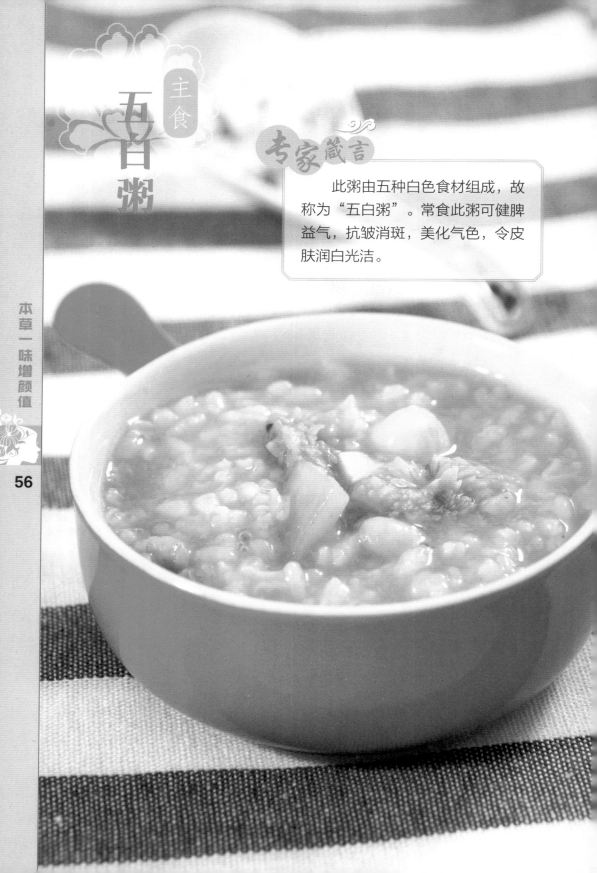

主食

五白粥

专家箴言

此粥由五种白色食材组成，故称为"五白粥"。常食此粥可健脾益气，抗皱消斑，美化气色，令皮肤润白光洁。

材料

莲子、茯苓、白扁豆、白菊花各15克，鲜山药、糯米各100克。

| 鲜山药 | 莲子 | 茯苓 | 白扁豆 | 白菊花 |

做法

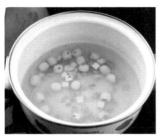
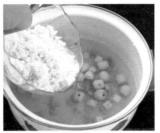
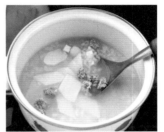

1 先将莲子、白扁豆和茯苓放入锅中，加适量水，小火煮40分钟。

2 再放入淘洗好的糯米，继续煮20分钟。

3 最后放入去皮、切片的山药和白菊花，煮20分钟即成。

用法

每日早晚温热后食用。

宜忌

✔ 适合肌肤失养、粗糙干皱、颜面有色斑及面色萎黄、黧黑、暗沉无光者。

✔ 脾虚湿盛所致运化失常、食少便溏或泄泻者宜多吃。

✔ 四季皆宜，暑湿季节食用还有一定的除湿效果。

✖ 腹胀、气滞、便秘者不宜多吃。

菜肴

杞枣拌山药

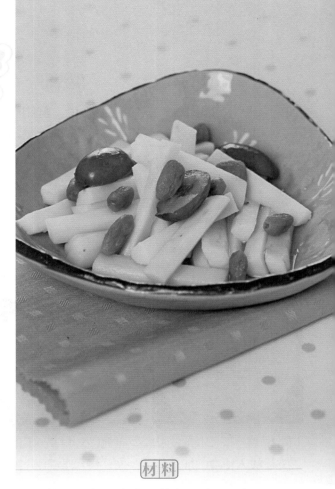

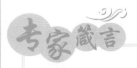

专家箴言

　　山药、大枣、枸杞子、醋都是常用的美容食材。此菜可益气养血，润肤抗皱，美白消斑。

宜忌

✔ 男女老少皆宜，尤其适合肌肤失养、粗糙多皱、有黄褐斑、须发早白者食用。

✔ 适合脾胃虚弱、腹泻便溏、精力不足、疲乏劳累、免疫功能低下者常食。

✔ 四季皆宜食用。

✘ 腹胀气滞、大便秘结者不宜多吃。

材料

鲜山药200克，大枣、枸杞子各15克。

调料

醋10克，白糖20克，盐少许。

做法

1 将鲜山药洗净，上蒸锅蒸熟后去皮，切成条；把枸杞子用温水泡软；大枣煮熟后对半切开，去核。

2 将所有材料都放入碗中，用调料拌匀即可。

用法

随餐食用，常食见效。

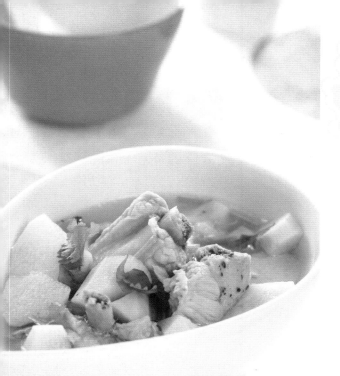

汤羹
山药排骨汤

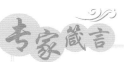

材料

猪排骨500克，鲜山药100克，香菜20克。

调料

料酒、姜片各20克，白糖10克，盐适量。

做法

1 将香菜择洗干净，切段；山药去皮，洗净，切滚刀块，泡水备用；排骨剁小块，焯水备用。

2 将排骨放入锅中，加适量水，大火煮沸，撇去浮沫，倒入料酒，放姜片、白糖，改小火慢炖1小时。

3 拣出姜片，放山药块继续煮20分钟，放盐调味，盛入汤碗，撒上香菜段即可。

用法

随餐食用，常食见效。

专家箴言

此汤能益气养阴，补血生肌，常食可使肌肉丰满，毛发润泽，面色红润，身体强健。

宜忌

✓ 肌肤干燥粗糙、皱纹多生、面色苍白或萎黄、暗沉无光泽者最宜多吃。

✓ 适于形体瘦弱、疲乏倦怠、四肢无力、食少便溏、免疫力差者常食。

✓ 秋、冬季节最宜。

✗ 湿盛中满、积滞、大便燥结者不宜多吃。

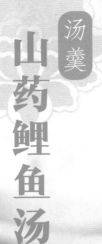

汤羹

山药鲤鱼汤

鲤鱼是传统的补虚食材，有补虚损、健脾胃、消水肿的功效，搭配山药、大枣、枸杞子等材料，可补气血、润肌肤、美容颜、抗衰老。

本草一味增颜值

60

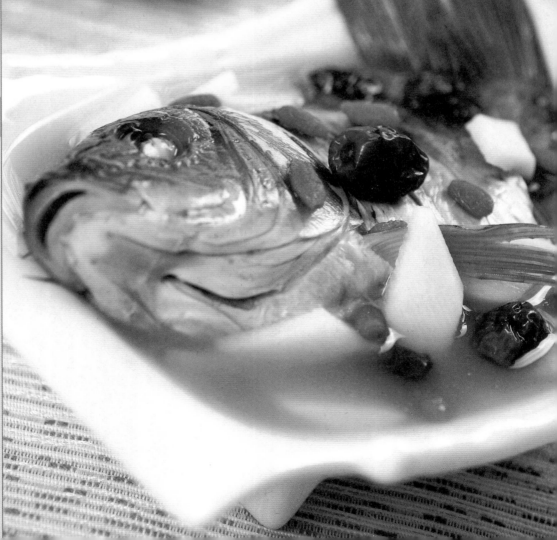

材料

鲤鱼1条，鲜山药100克，大枣20克，枸杞子10克。

调料

料酒20克，盐、胡椒粉各适量。

做法

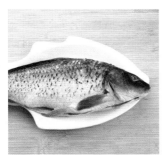

1 将鲤鱼掏去鱼鳃，刮净鱼鳞，去除内脏，清洗干净。

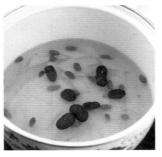

2 将鲜山药去皮、切片后和枸杞子、大枣一起放入锅中，加适量水，煮20分钟。

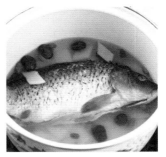

3 放入治净的鲤鱼，煮沸后撇去浮沫，再加料酒，小火煮20分钟，放入盐和胡椒粉调味，略煮即可。

用法

随餐食用，常食见效。

宜忌

✓ 适合气血不足所致容颜早衰、皱纹多生、面色不佳、毛发失润者常食。

✓ 脾胃虚弱、饮食减少、食欲不振、精力不济、疲惫乏力、水肿、头晕眼花、免疫力差者宜常吃。

✓ 秋季鲤鱼最肥美，此菜适于秋季进补。

✗ 体内积滞气胀、大便秘结者不宜多吃。

✗ 皮肤易发癣疹及过敏者不宜多吃鲤鱼。

山药蜂蜜面膜

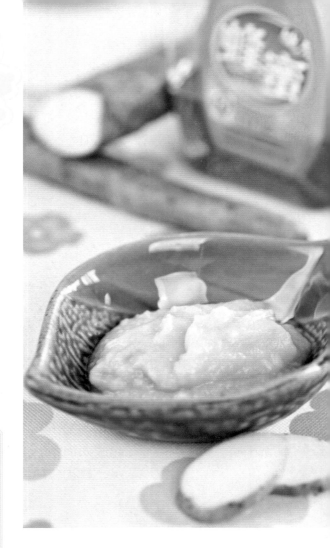

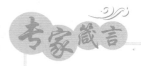

专家箴言

此面膜可补水保湿、美白滋养、嫩滑肌肤、延缓肌肤老化，对抗皮肤松弛、起皱纹的效果最佳。

宜忌

✔ 适用于皮肤干燥粗糙、毛孔粗大、皱纹多生、松弛下垂、没有光泽者。

✔ 中性及干性肌肤适用，秋、冬季外用最佳。

✘ 切忌用生山药敷脸，一定要煮熟后再外用，否则山药的黏液易刺激皮肤引起过敏。

材料

山药70克，蜂蜜1大匙。

做法

将山药洗净，蒸熟后去皮，捣烂如泥状。调入蜂蜜搅拌成糊状即可。

用法

将面膜涂抹于脸上，15~20分钟后清除，洗净面部即可。每周1~2次。

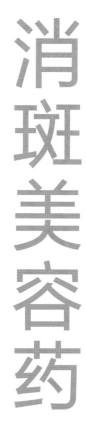

消斑美容药

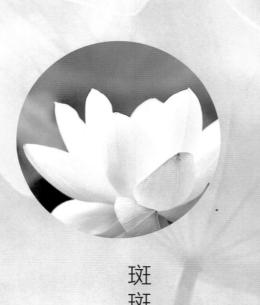

斑斑点点都褪去，让肌肤净白无瑕。

暗黄、黧黑不再来，就是要白里透红

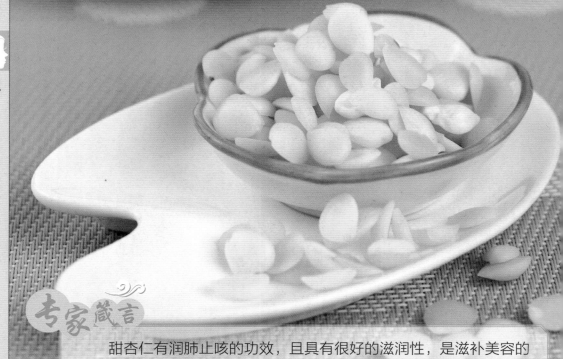

消斑美容药

甜杏仁

别名 杏核仁、杏子、木落子。

性味 味甘，性平，无毒。

归经 归肺、大肠经。

专家箴言

　　甜杏仁有润肺止咳的功效，且具有很好的滋润性，是滋补美容的佳品，尤其对改善肤质、消除色斑、美白红润肌肤有益。除了食用，甜杏仁也常作为外用敷料，对皮肤有良好的润泽、保护和美白作用。

籍说法古

《本草便读》：甜杏仁"可供果食，主治（与杏仁）亦皆相仿。用于虚劳咳嗽方中，无苦劣之性耳"。

《本草纲目》："杏仁能散能降，故解肌散风、降气润燥、消积治伤损药中用之。治疮杀虫，用其毒也。"

药材选料

本品为蔷薇科植物杏或山杏的成熟干燥种子。杏仁有苦杏仁和甜杏仁之分，苦杏仁味苦，性微温，有小毒，功效与甜杏仁类似，但药力较强，做成药膳口感不好，一般用于止咳平喘、润肠通便。如果用于美容的话，选择药力较缓的甜杏仁较好，食用也安全、可口。甜杏仁以颗粒均匀而大、饱满肥厚、不发油者为佳。如果想冲服或外用，直接购买甜杏仁粉更为方便。

 甜杏仁

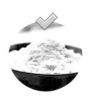 甜杏仁粉

常用搭配

甜杏仁单用就有美容效果，也可与牛奶、酸奶、蜂蜜、鸡蛋一起食用或外敷，还可搭配大枣、核桃、白果等材料，以增强润肤、消斑除皱的美容效果。

用法用量

可直接食用，或泡茶、煮粥或入丸、散，也可外用做成面膜、面霜等直接敷脸。煎服用量在10～15克。

人群宜忌

适宜人群	不宜人群
✓ 皮肤老化、色素沉积及色斑较多、肤色不均匀、肌肤不润泽、毛发干枯、容颜早衰者	✗ 本品有轻泻的作用，大便溏泻者不宜多吃
✓ 肠燥津伤便秘、虚劳咳嗽者	✗ 阴虚咳喘者不宜多吃

茶饮

杏仁薏仁饮

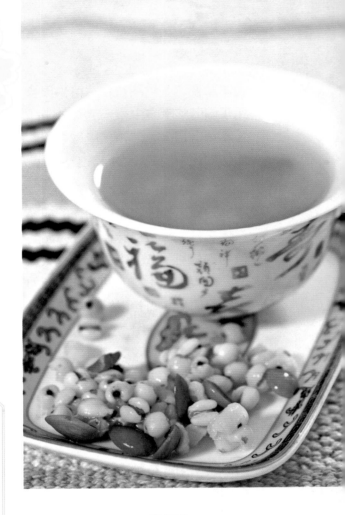

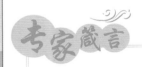

专家藏言

　　杏仁润肤美白，薏苡仁利水渗湿，常食此饮品可令肌肤光洁净白，润泽紧致，尤其对淡化各类色斑有益。

宜忌

✓ 适合皮肤粗糙、不润泽及有黄褐斑、老年斑、黑斑、扁平疣者，或皮肤暗黑、无光泽者。

✓ 大便秘结、水肿等因代谢缓慢、排毒不畅者宜多饮。

✓ 四季皆宜，秋季饮用更佳。

✗ 腹泻、便溏者不宜多饮。

材料

甜杏仁15克，薏苡仁30克。

做法

1 将薏苡仁洗净，甜杏仁捣碎。

2 把杏仁、薏苡仁放入砂锅中，加适量水，小火煮40分钟，滤渣后倒入碗中即可。

用法

每日代茶，温热后频饮。

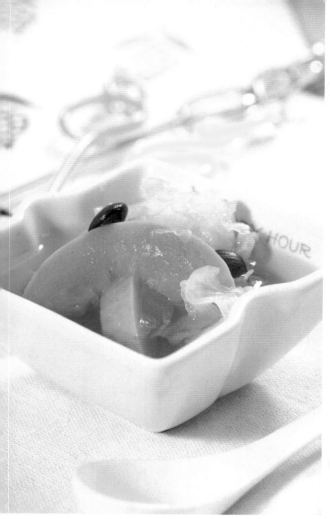

杏仁银耳木瓜汤

汤羹

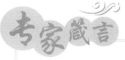

银耳滋阴养颜，木瓜健脾润肤，搭配杏仁，可起到美白祛斑、柔嫩肌肤的作用。

材料

杏仁15克，水发银耳60克，木瓜100克，冰糖适量。

做法

1 将木瓜去皮、瓤，洗净，切块。
2 锅中放入杏仁、水发银耳和适量水，小火煮1小时，放入冰糖、木瓜，继续煮5分钟即可。

用法

随餐食用，或作为甜点在两餐之间食用。

宜忌

✓ 适合肤色暗滞、无光泽、干枯、毛糙、不润泽及有黄褐斑、雀斑、色素沉着者。
✓ 大便秘结、燥咳津伤者宜多吃。
✓ 秋季食用可缓解秋燥。
✗ 腹泻、便溏者不宜多吃。

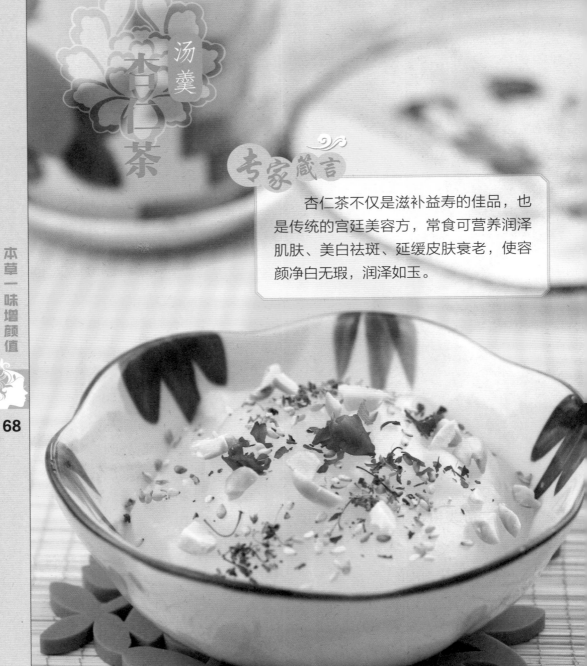

汤羹

杏仁茶

专家箴言

杏仁茶不仅是滋补益寿的佳品，也是传统的宫廷美容方，常食可营养润泽肌肤、美白祛斑、延缓皮肤衰老，使容颜净白无瑕，润泽如玉。

材料

杏仁粉20克，熟花生仁碎粒10克，熟芝麻5克，干玫瑰花瓣、干桂花各少许。

调料

淀粉20克，白糖30克。

做法

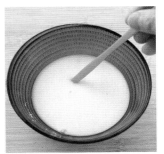

1 将杏仁粉、淀粉和白糖倒入调配碗中，加适量水调成稀溶液。

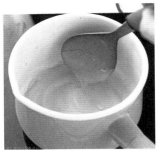

2 把稀溶液倒入奶锅中，用小火慢煮，边煮边搅拌，至煮沸、变成稠糊状即可。

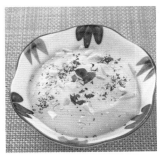

3 将煮好的杏仁茶盛入碗中，撒上熟花生仁碎粒、熟芝麻、干玫瑰花瓣和干桂花即成。

用法

可作早点、夜宵，或在两餐间食用，久服见效。

宜忌

✓ 适合肌肤粗糙不润泽、黄褐斑及色素沉着过多、肤色不均、气色不佳、毛发干枯、面容早衰者常食。

✓ 阴血不足、贫血或气滞血瘀者宜多吃。

✓ 四季皆宜，寒冷季节食用更佳。

✗ 杏仁茶较滋腻，油性较大，肥胖、血糖偏高、便溏、腹泻者不宜多吃。

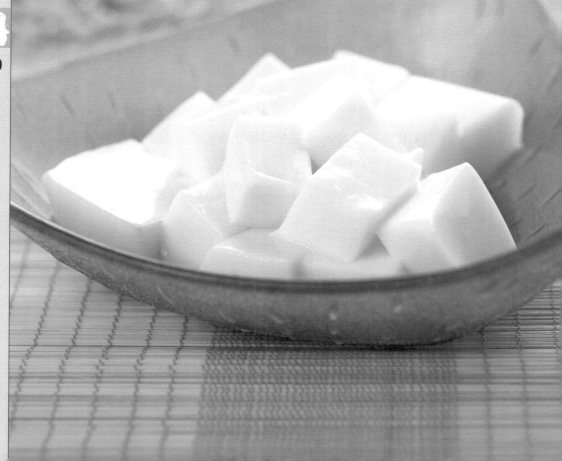

点心

杏仁豆腐

专家箴言

这是一道传统甜点，也是养颜佳品。杏仁与牛奶的搭配可以加强滋阴润燥、美白肌肤、淡化色斑的效果，常食令肌肤更柔滑细腻、净白莹润、光洁明亮。

材料

杏仁粉50克，牛奶500毫升，琼脂15克。

调料

白糖30克。

做法

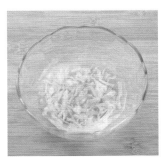

1 将琼脂剪碎，放入碗中，用温水浸泡，至变软。

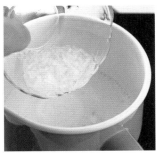

2 将杏仁粉和白糖倒入奶锅，加牛奶搅匀，上火煮沸，倒入琼脂煮化。

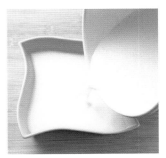

3 把煮好的杏仁奶液倒入容器中，静置晾温，放入冰箱冷却，至凝结成冻状，取出，切成丁即可食用。

用法

每日早、晚食用。

宜忌

☑ 适合皮肤色素沉着，出现黄褐斑、雀斑、老人斑、晒斑者及皮肤干燥不滋润者。

☑ 大便秘结、津干燥咳者宜多吃。

☑ 本品清凉消暑，最宜夏季食用，秋季食用有润燥作用，也可常吃。

✖ 腹泻、便溏者不宜多吃。

杏仁蜜奶方

外用

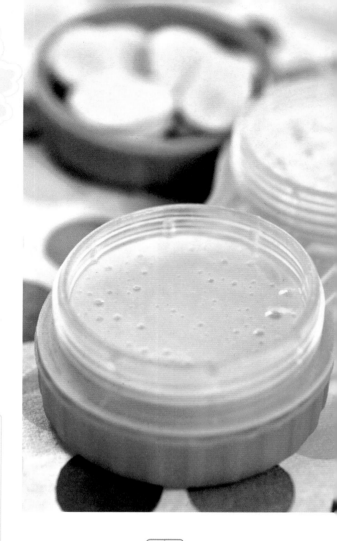

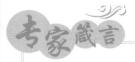

专家箴言

　　此方可做成面膜、眼膜和唇膜，可深度滋养肌肤，消除毛糙、皱纹及色斑。除了外用，内服也香甜可口，是内服、外用皆宜的美容保养品。

宜忌

✔ 肌肤干燥、粗糙、多斑、面部气色不佳者。
✔ 眼周、唇周皱纹较多，嘴唇干裂者。
✔ 中性或干性肌肤者适用，
✔ 秋、冬季使用最佳。

✖ 皮肤油腻不洁者不宜。

材料

杏仁粉100克，蜂蜜、牛奶各30毫升。

做法

将杏仁粉加蜂蜜、牛奶搅拌均匀，盛于可密封的容器内，置于冰箱内保存。

用法

每日睡前取适量面膜，涂抹于面部，重点涂在有色斑、干燥起皮处及眼周、唇周的皮肤，也可做成唇膜涂抹在唇上，无须洗去。

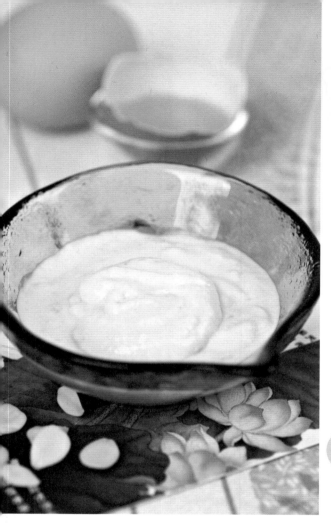

太真红玉膏

专家箴言

此方出自《闺阁事宜》，流传久远。有柔嫩和红润肌肤、消除色斑和皱纹的功效。

材料

杏仁粉10克，面粉30克，鸡蛋清20克。

做法

将杏仁粉调入面粉和鸡蛋清，加适量水，搅拌成糊状即可。

用法

每晚洗净脸后，涂敷于面部，15分钟后洗去即可。常用见效。

宜忌

✓ 适合肌肤毛孔粗大、干枯、毛糙、肤色暗沉者及黄褐斑、雀斑、老年斑、皱纹多者。

✓ 各种肌肤类型均可外用。

✗ 肌肤有过敏、发炎等症状时不宜外用。

消斑美容药

白果

别名 白果仁、银杏果、公孙果。

性味 味甘、苦、涩，性平，有小毒。

归经 归肺、肾经。

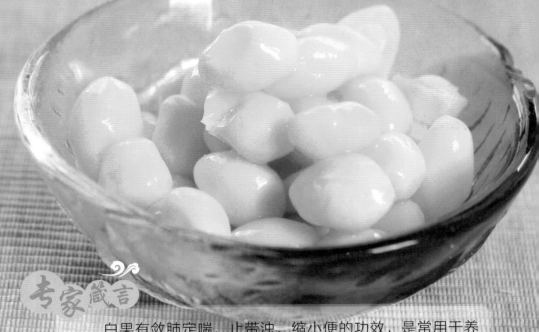

专家箴言

白果有敛肺定喘、止带浊、缩小便的功效，是常用于养颜护肤的美容药。经常食用和外用涂敷，可使人面色红润，皮肤光洁细嫩，精神焕发，延缓衰老，尤其对改善各种色斑、疮癣、黑头、酒渣鼻、无名肿毒、痤疮等皮肤问题有良效。

古籍说法

《本草纲目》："嚼浆，涂鼻面手足，去齇（zhā，鼻子上的小红疱，俗称酒渣鼻）皯皱及疥癣疳䘌（nì，虫咬之病）、阴虱。"

《本草再新》："补气养心，益肾滋阴，止咳除烦，生肌长肉，排脓拔毒，消疮疥疽瘤。"

药材选料

本品为银杏科植物银杏（白果树、公孙树）的干燥成熟种子。以外壳白色、种仁饱满、里面色白者为佳。在超市里可买到已经去壳的生白果，回家一定要先去壳、去膜、去心，煮至熟透后再直接食用或用于药膳。

 熟白果

 生白果
不可直接食用

常用搭配

白果单用即有效，也可与杏仁、大枣、核桃仁、山药等同用，以增强美白养颜、改善肤质的作用。

用法用量

可制熟食用，或泡茶、浸酒、煮粥、炒菜、做汤等。捣烂煎服，用量在5~10克。炒食或煮食白果时，一次食用量不宜超过10粒，食用40粒以上即有生命危险。年龄越小，中毒的可能性越大，中毒程度也越重；服食量越多，体质越弱，死亡率也越高。

人群宜忌

适宜人群	不宜人群
✓ 面色不均匀，有色斑、黑斑、酒渣鼻、头面癣疮者，内服、外用均宜	✗ 本品生食有毒，不可多吃。服用过量则中毒，可出现发烧、呕吐、腹泻、惊厥、抽搐、肢体强直、皮色青紫、瞳孔散大、脉弱而乱，甚者昏迷不醒。小儿尤当注意
✓ 肌肤暗沉无光、肤质粗糙干皱者	
✓ 肺虚咳喘者，老人尤宜	✗ 有实邪者忌服

茶饮

白果薏仁饮

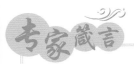

专家箴言

白果、薏苡仁都是美白肌肤的好材料，常饮可淡化各类色斑及色素沉着，还可净白肌肤。

宜忌

✓ 适合面部有黄褐斑、雀斑、老人斑及其他色素沉着、肤色不均者。

✓ 面部肌肤毛孔粗大、有痤疮、黑头者。

✓ 四季皆宜饮用。

✗ 薏苡仁有滑利作用，孕妇不宜。

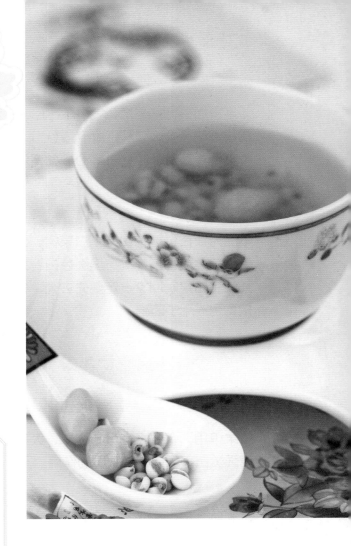

材料

白果10克，薏苡仁30克，冰糖15克。

做法

先将薏苡仁放入锅中，加适量水，小火煮40分钟，再放入白果、冰糖，继续煮20分钟即可。

用法

每日代茶频饮，最后将白果、薏苡仁吃掉。

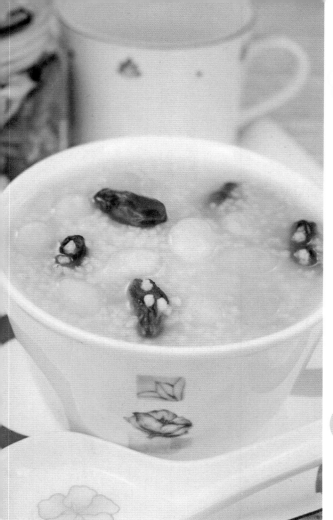

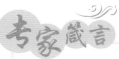
专家箴言

　　小米也称粟米，是滋阴养血的补虚佳品，搭配白果和葡萄干，有健脾胃、养肌肤、消色斑的美容效果。

材料

白果10克，葡萄干10克，小米100克。

做法

将小米淘洗干净，放入锅中，加适量水烧开，撇去浮沫，改小火煮20分钟，放白果继续煮15分钟至粥稠，盛入碗中，撒上葡萄干即可。

用法

每日早晚温热食用。

宜忌

✓ 面部色斑多生、皮肤姜黄干皱者最宜。

✓ 老人、体虚、免疫力低下、肺虚咳喘者宜常食。

✓ 秋、冬季节食用最佳。

✗ 气滞、有实邪者不宜。

✗ 避免过量食用。

白果猪肚汤

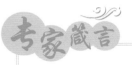

专家箴言

　　猪肚健脾胃的效果很好，搭配白果，可起到补益脾肺、美化肌肤、淡斑抗皱的作用。

宜忌

✓ 适合脾虚、肺虚所致肌肤毛发失养、色斑多生、容颜衰老者。

✓ 脾虚泄泻、肺虚咳喘、免疫力低下者也宜食用。

✓ 秋、冬季饮用最佳。

✗ 猪肚的胆固醇含量较高，血脂偏高者不宜多吃。

材料

白果10克，猪肚80克。

调料

料酒15克，姜片、葱段各5克，盐、鸡精各适量。

做法

1 将猪肚洗净，切块，放入锅中加水烧开，撇去浮沫，放葱段、姜片、料酒，小火煮40分钟。

2 拣去葱、姜，放入白果，再煮15分钟，加盐、鸡精调味即成。

用法

随餐食用。

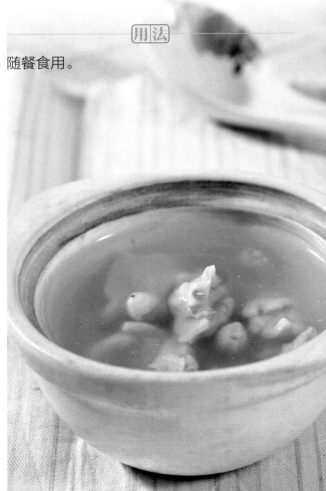

白果消斑膏

材料

鲜白果（去外壳）10克。

做法

将鲜白果捣烂，可加少许水，调拌成白果酱，盛入密封的容器内，置于冰箱中保存。

用法

每次取适量的白果酱，擦涂面部有斑点、皱纹、痘印等处，无须洗去。每日3次。

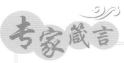

专家箴言

此方在不少中医典籍中均有记载，白果外用可消斑除疱。此膏有淡化面部黑褐色斑点、抗皱纹的作用。

宜忌

✓ 适合面部有黄褐斑、雀斑、老人斑、痘印、色素沉着、痤疮、顽癣者。

✓ 适于肌肤干皱、发痒及鼻子有黑头或酒渣鼻者。

✓ 四季皆宜，各肌肤类型均宜外用。

✗ 生白果可外用，但不宜食用，以免中毒。

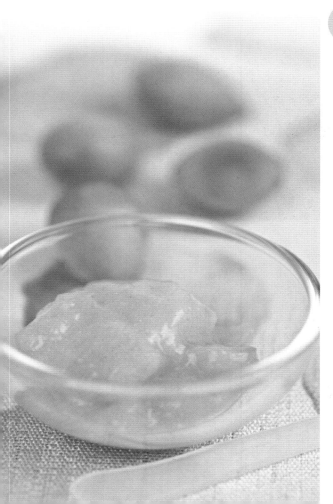

玫瑰花

消斑美容药

别名 笔头花、刺玫花、徘徊花。

性味 味甘、微苦，性温。

归经 归肝、脾经。

专家箴言

玫瑰花可疏肝解郁，活血止痛，是治疗肝胃气痛、月经不调的常用药。用于美容时，可起到活血化瘀、改善不良情绪的作用，还可改变晦暗气色，化解黄褐斑。内服、外用皆宜，是女性的美容良药。

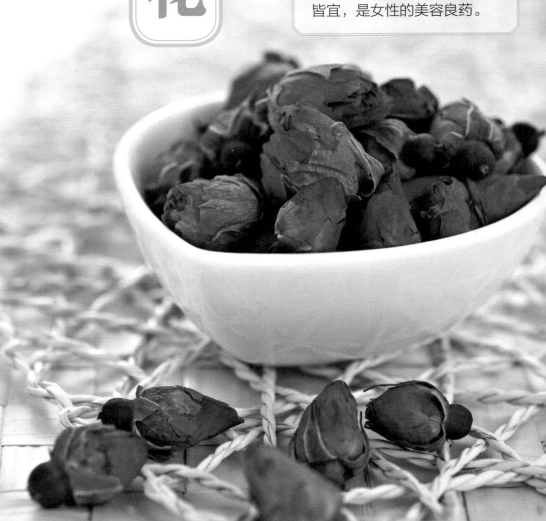

古籍说法

《本草正义》："玫瑰花，香气最浓，清而不浊，和而不猛，柔肝醒胃，流气活血，宣通窒滞而绝无辛温刚燥之弊……"

《食物本草》："主利肺脾，益肝胆，辟邪恶之气，食之芳香甘美，令人神爽。"

《本草纲目拾遗》："和血行血，理气，治风痹。"

药材选料

本品为蔷薇科植物玫瑰的干燥初放花蕾。春末夏初，花将开放时采收，经干燥而成。以朵大、瓣厚、色重、鲜艳、香气浓者为佳。外用时也可取新鲜的玫瑰花瓣，也有一定的美容效果。市场上有些玫瑰花是用月季花假冒的，二者花蕾形态十分相似，但玫瑰花花瓣较小，香气更醇厚，应注意辨别。

 玫瑰花　　 月季花

常用搭配

玫瑰花用于美容时一般单用，如有月经不调等问题时，可搭配当归、白芍、益母草等药材同用。

用法用量

可泡茶、浸酒、煮粥或入丸、散，也常外用做成面膜。煎服用量在3~10克。

人群宜忌

适宜人群	不宜人群
✓肝气郁结所致色斑丛生、肤色暗黄、气色不佳、心情不悦者	✗阴虚火旺者慎服
✓月经不调、胸闷气滞、脘胁胀痛，乳房作胀者	✗玫瑰花为活血之品，孕妇不宜

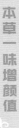

茶饮 活血三花饮

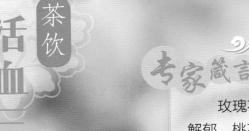

专家箴言

玫瑰花疏肝理气，茉莉花行气解郁，桃花活血化瘀。三花合用，可活血养颜，散瘀止痛，内饮外敷，对改善不良气色、淡化瘀斑非常有益。

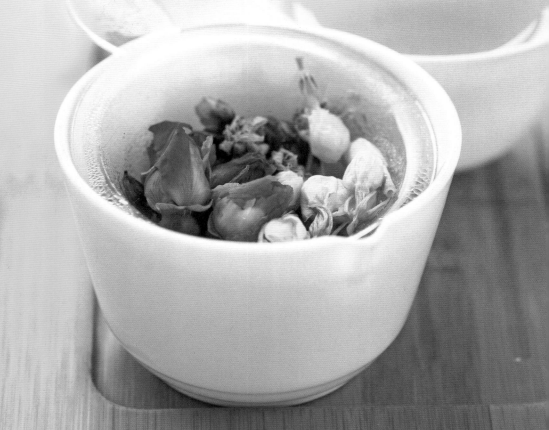

材料

干玫瑰花、干桃花、干茉莉花各10克。

做法

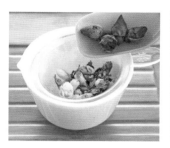 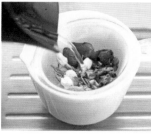 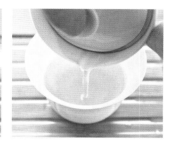

1 将干玫瑰花、干桃花、　2 冲入开水。　　　　　　3 加盖闷泡15分钟即可
　干茉莉花放入杯中。　　　　　　　　　　　　　　　　饮用。

用法

1 可多次冲
　泡，代茶频
　饮，一日内
　饮完。

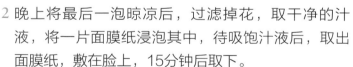

2 晚上将最后一泡晾凉后，过滤掉花，取干净的汁
　液，将一片面膜纸浸泡其中，待吸饱汁液后，取出
　面膜纸，敷在脸上，15分钟后取下。

宜忌

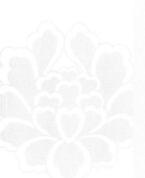

✓ 适合气血瘀滞、颜面晦暗无光、黄褐斑多生、黑斑
　及色素沉着较多者。
✓ 肝胃气痛、胸胁胀闷、情绪抑郁不畅、月经不调、
　痛经者宜常饮。
✓ 春季饮用最宜。

✗ 此饮有活血作用，经期血量多时不宜饮用。
✗ 腹泻、便溏者及孕妇不宜。

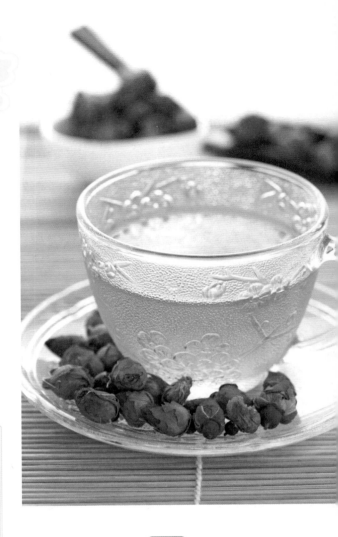

茶饮
玫瑰花茶

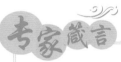

专家箴言

此方出自《本草纲目》，可治肝胃气痛，女性常饮可调畅气血、爽神悦志、化瘀消斑。

宜忌

✓ 适合女性肝郁气滞引起的气血瘀滞、面色晦暗、面部黄褐斑多生者。

✓ 心情抑郁不舒畅、胸胁胀闷、气滞胃痛、月经不调者宜常饮。

✓ 四季均可饮用，春季最佳。

✗ 孕妇不宜。

材料

干玫瑰花6克，冰糖适量。

做法

将干玫瑰花放入杯中，冲入沸水，加盖浸泡15分钟，调入适量冰糖饮用。

用法

每日1剂，可多次冲泡，代茶频饮。

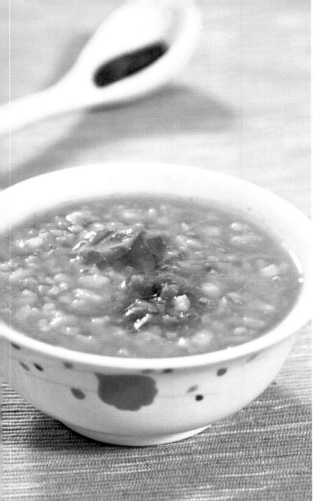

此方为女性传统的调经养颜方，可舒肝解郁、活血化瘀、调经止痛、消斑美颜。

材料

干玫瑰花15克，粳米100克，红糖适量。

做法

1 将粳米淘洗干净后倒入锅中，加适量水烧开，改小火煮20分钟，放入玫瑰花继续煮15分钟。

2 盛入碗中，调入红糖拌匀即可。

用法

每日早晚温热食用。

宜忌

✓ 适合女性气滞血瘀所致面部出现黄褐斑、面色晦暗无光、愁眉不展、心情不畅、胸胁胀闷、月经不调、痛经者。

✓ 四季皆可食用，春季食用疏解肝郁效果最佳。

✗ 孕妇不宜。

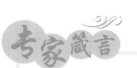

汤羹

玫瑰豆腐羹

材料

干玫瑰花10克，豆腐100克。

调料

盐、鸡汁各适量。

做法

1 将豆腐洗净，切成小丁。

2 煮锅中放入玫瑰花，加适量水，煎煮成玫瑰花水，滤掉玫瑰花，放入豆腐丁，改小火煮15分钟，加入盐和鸡汁调味即可。

用法

随餐食用，常食见效。

专家箴言

豆腐可润泽肌肤，玫瑰花可畅通气血，常饮此汤可调经养颜，消除烦闷，美白净肤。

宜忌

✓ 适合肌肤粗糙、面色黑黄、晦暗无光、黄褐斑多生者。

✓ 心情不畅、烦闷失眠、月经不调者宜食用，青春期及更年期女性更宜。

✓ 四季皆可，春季最佳。

✗ 孕妇不宜。

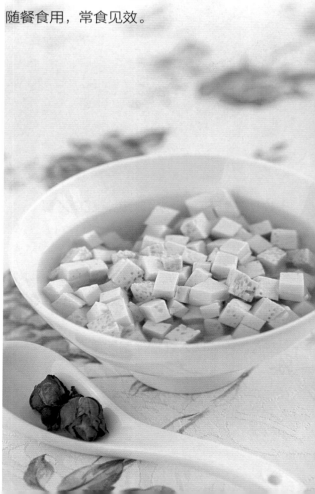

玫瑰秋梨膏

材料

干玫瑰花 20 克，梨 500 克，白糖、蜂蜜各50 克。

做法

1 将梨洗净，去皮、去核后切丁。
2 煮锅中放入梨丁，加入适量水煮沸，再加入去除了花蒂的玫瑰花瓣，改小火煮至花瓣变软，加入白糖，继续煮至汤呈浓稠状，趁热装入玻璃瓶中，密封，冷却后放入冰箱冷藏。

用法

每日早晚取1大匙，空腹食用，视个人口味加入蜂蜜。

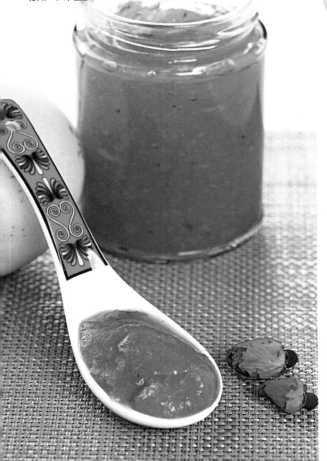

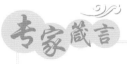

专家箴言

此方在普通秋梨膏的基础上添加了玫瑰花，有润肤美颜、消斑净肤、润燥生津的功效。

宜忌

✓ 适合肌肤毛糙不润、色斑及黑斑多生、面色黑黄无光者多食。
✓ 津干口渴、咽喉肿痛、燥咳、烦热失眠者宜食用。
✓ 春、秋季食用最佳。

✗ 体质虚寒、腹泻、便溏者不宜多吃。
✗ 孕妇不宜。

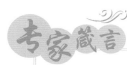

点心
玫瑰糕

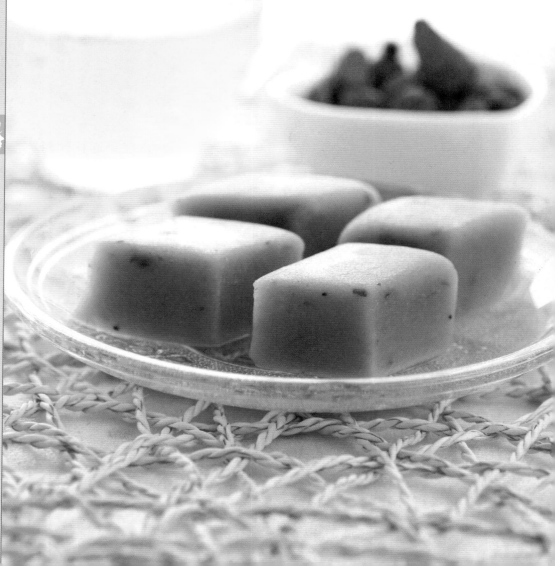

专家藏言

　　此糕外表靓丽，香甜可口，可以作为主食或点心常食久食，是女性养颜润肤、美白祛斑、调理月经、改善情绪的保健佳品。

本草一味增颜值

88

材料

干玫瑰花30克，糯米粉250克，澄粉100克。

调料

色拉油20克，白糖30克。

做法

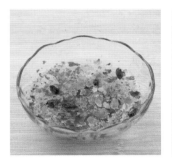

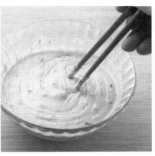

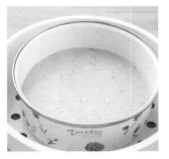

1 将干玫瑰花去蒂，花瓣搓碎，用温水浸泡，至花瓣变软、水色变红。

2 把糯米粉、澄粉和白糖倒入调配碗中，倒入玫瑰水，边倒边搅拌，搅匀后再倒入色拉油，继续搅拌成稠糊状。

3 将粉糊倒入蒸盆中，静置30分钟后放入笼屉，上蒸锅，大火蒸30分钟，晾凉后切成小块即可。

用法

随餐作主食食用，或作为两餐间的点心食用。

宜忌

✓ 适合气血瘀滞所致的皮肤粗糙、面色黑黄晦暗及面部黄褐斑或色斑较多者。

✓ 心情郁闷不畅、胸胁胀闷、月经不调、痛经、肝郁头痛者宜常吃。

✓ 四季皆可食用，春季最宜。

✗ 孕妇不宜。

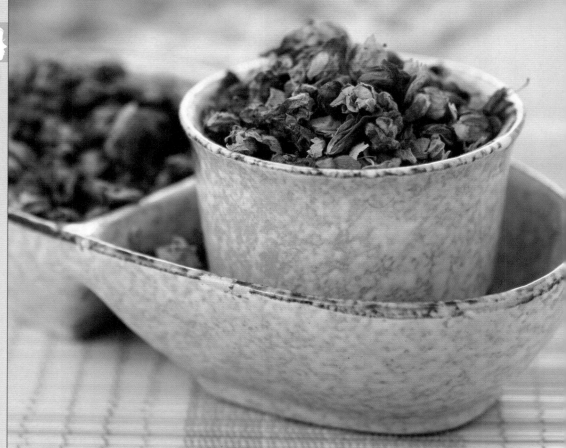

消斑美容药

桃花

别名 无。

性味 味苦，性平。

归经 归心、肝、大肠经。

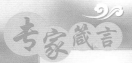

专家箴言

桃花有活血化瘀、泻下通便、利水消肿等功效。用于美容时，可改善气血瘀滞、大便秘结等问题，起到淡化色斑、通肠排毒、消除水肿的作用，使人面色白里透红似桃花。

籍说法

《神农本草经》："令人好颜色。"

《本草纲目》：桃花"去雀斑，同冬瓜仁研，蜜涂；粉刺如米，同丹砂末服，令面红润；同鸡血涂身面，光华鲜洁"。

《肘后方》："服三树桃花尽，则面色红润悦泽如桃花也。"

《太清草木方》："酒渍桃花饮之，除百疾，益颜色。"

药材选料

本品为蔷薇科植物桃或山桃的将开花蕾。春季开花时采摘，晒干而成。干桃花适合泡饮、浸酒或熬粥，也可直接购买研磨好的桃花粉，方便口服或制成面膜等外用美容保养品。

优质桃花 　　桃花粉

常用搭配

桃花用于美容时，内服一般单用，可以配酒，以增强活血化瘀的效果。外用常配入蜂蜜、红糖等。

用法用量

可泡茶、浸酒、煮粥或入丸、散，也常研末口服或外用涂敷于面部。煎服用量在3～6克，研末后用量为1.5克。

人群宜忌

适宜人群	不宜人群
✓气血瘀滞所致面色暗沉无光、各种色斑、疮疹、皮炎多发、肌肤干燥粗糙者，内服、外用皆宜	✗桃花为活血之品，孕妇不宜，女性月经期及经量过多时也不宜
✓水肿胀满、痰饮、积滞、大便秘结、女性闭经者	✗桃花有泻下作用，腹泻、便溏者不宜

茶饮

桃花茶

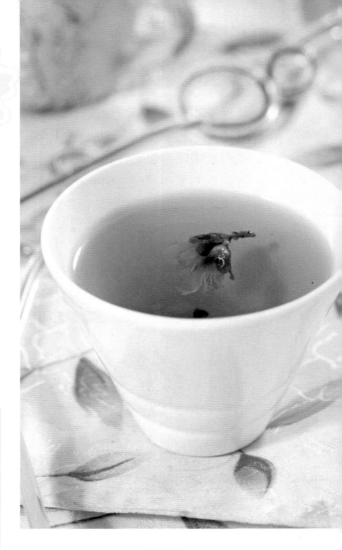

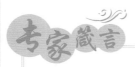

专家箴言

此方出自《备急千金要方》，据记载，有"美容颜，细腰身"的功效，常饮可令人面色红润、瘀斑消退、轻身窈窕。

宜忌

✓ 适合血瘀所致颜面暗黑无光泽及有黄褐斑及色素沉着者。
✓ 排毒不畅、大便秘结及颜面有痤疮、痘疹者。
✓ 春季饮用最佳。

✗ 腹泻、便溏者不宜多饮。
✗ 女性经期血量多时以及孕妇忌用。

材料

桃花5克，冰糖适量。

做法

将桃花放入砂锅中，加适量水，煎煮取汁，调入冰糖饮用即可，也可冲泡饮用。

用法

可多次煎煮或冲泡，代茶频饮。

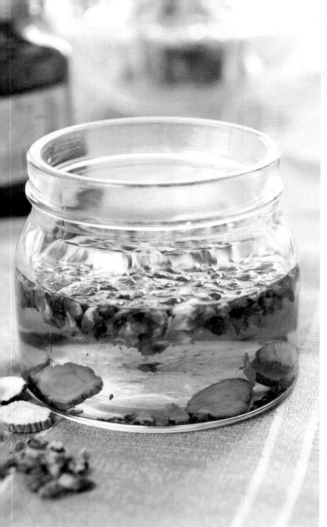

泡酒 桃花酒

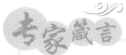

专家箴言

此方为美容古方，内服、外用均可，酒能增强桃花的活血效果。此酒可活血化瘀、美白消斑、提亮和红润肤色。

材料

桃花、白芷各20克，白酒250毫升。

做法

将桃花、白芷浸泡于白酒中，密封保存，1个月后可以使用。

用法

每日早、晚分别饮用10毫升。每次剩下少许酒液，用棉签或化妆棉蘸满，擦涂皮肤，有色斑及暗沉处重点擦涂。

宜忌

✓ 此酒适合气血瘀滞、颜面肤色暗沉、老化、斑点较多、有皮疹及脓疱者。
✓ 四季皆宜，春季更佳。

✗ 腹泻、便溏者不宜。
✗ 女性经期血量多时以及孕妇忌用。
✗ 体质燥热、易出血及酒精过敏者不宜。

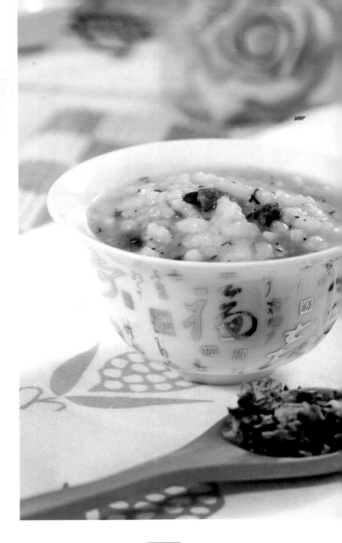

桃花粥

主食

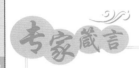
专家箴言

此方出自《粥谱》。有活血祛瘀、润色消斑、排毒养颜的作用，令人颜面美若桃花。

宜忌

✓ 适合气血瘀滞、面色暗沉、色斑多生者。
✓ 大便秘结及颜面有痤疮、皮疹者。
✓ 春季食用排毒养颜效果最佳。

✗ 腹泻、便溏者不宜多饮。
✗ 女性经期血量多时以及孕妇忌用。

材料

干桃花10克，粳米100克。

调料

白糖适量。

做法

将粳米淘洗干净后倒入锅中，加适量水烧开，改小火煮20分钟，放入干桃花继续煮10分钟，调入白糖拌匀即可。

用法

每日早晚分2次温热食用。

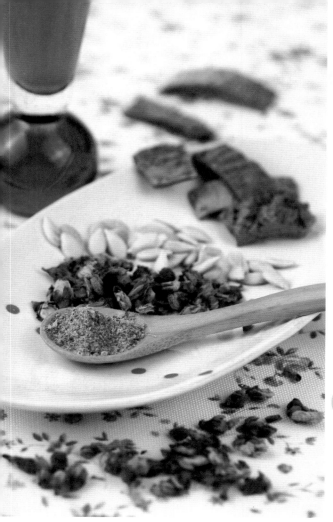

悦泽面容方

丸散

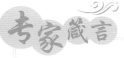专家箴言

此方传自清宫，见于（清）周纪常《女科辑要》，有活血养颜的作用，久用可使皮肤白里透红，淡化面部色素沉着，除黑褐斑。

材料

桃花120克，冬瓜仁150克，白杨皮60克。

做法

将上述材料混合在一起，共研成细末，混匀，盛入可密封的干净瓶中保存。

用法

每次取5克细末，以温开水冲服。一日2次。

宜忌

✓ 气滞血瘀所致颜面暗黑、气色不佳、色素沉着及黄褐斑多生者。

✓ 四季皆可服用。

✗ 腹泻、便溏者不宜多饮。

✗ 女性经期血量多时以及孕妇忌用。

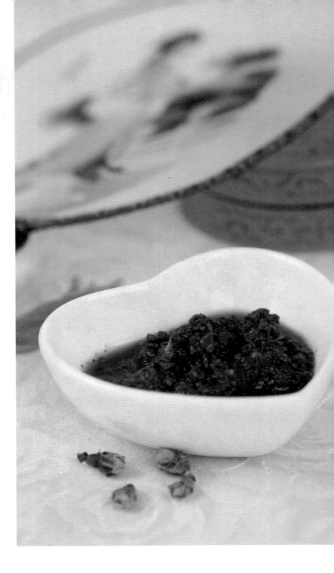

外用 桃花面膜

专家箴言

此方出自《圣济总录》，据传是武则天的女儿太平公主的美容方。鸡血可祛风、活血、通络，搭配活血养颜的桃花，可令肌肤洁白红润、光滑柔嫩。

宜忌

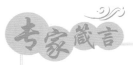

✔ 适合肌肤色斑较多、肤色暗沉无光、肌肤失养者。
✔ 肤色偏黑者常用有增白的效果。
✔ 有痤疮癣疹等皮肤病者也适宜涂抹。
✔ 春季外用最佳。

材料

干桃花5克，鸡血（乌鸡血最佳）10克。

做法

将干桃花研成细末，加入鸡血，调拌成稀糊状即可。

用法

洗脸后擦涂于面部，15分钟后洗去。

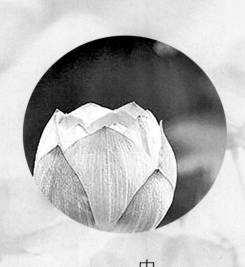

除疹增白药

内养外洗，从内到外都清爽

去油排毒，青春不用再「战痘」

白芷

别名 芷、香白芷。

性味 味辛，性温。

归经 归肺、脾、胃经。

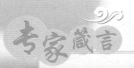

专家箴言

白芷是一味发散风寒的解表药，有散风除湿、通窍止痛、消肿排脓的功效。用于美容可润泽肌肤、消除痘疮、止痛止痒，尤其对于疮疡初起，出现红肿热痛者，可起到散结、消肿、止痛的作用，对脓成难溃者可托毒排脓，对皮肤风湿瘙痒者可祛风止痒。

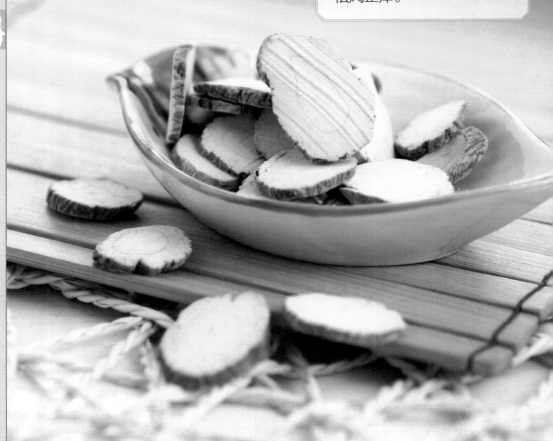

古籍说法

《神农本草经》："主女人漏下赤白，血闭阴肿，寒热，风头侵目泪出，长肌肤，润泽。"

《本草纲目》："长肌肤，润泽颜色，可作面脂。"

《滇南本草》："祛皮肤游走之风……"

药材选料

本品为伞形科植物兴安白芷、川白芷、杭白芷或云南牛防风的根。以根条粗大、皮细、粉性足、香气浓者为佳。自己打粉时需切去外表粗皮后研末打粉，也可直接购买白芷粉，制作外用面膜、面脂时比较方便。

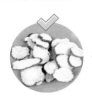 优质白芷

 白芷粉

常用搭配

白芷用于疮疡初起，可消肿止痛，常与金银花、当归等合用，用于托毒排脓时，常与人参、黄芪、当归等益气补血药搭配。

用法用量

可泡茶、浸酒、煮粥或入丸、散，也常打粉，制成面膜外用于面部。煎服用量在5～10克。

人群宜忌

适宜人群	不宜人群
皮肤有疮疡肿痛、红肿热痛、成脓而难破溃者	白芷辛香温燥，阴虚血热者忌服
有皮炎、湿疹、皮肤瘙痒、白癜风、银屑病等皮肤病患者	
风寒所致感冒头痛、鼻塞不通、牙痛、风湿痹痛者	

茶饮

白芷甘草饮

本草一味增颜值

100

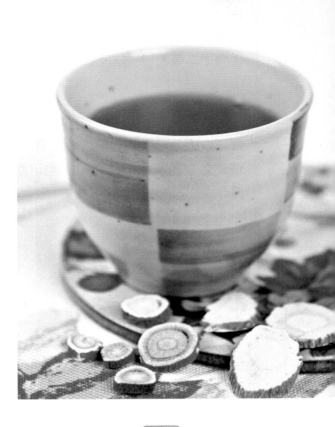

专家箴言

此方出自《本草纲目》，有防治痤疮、消肿排脓、除湿解毒的功效，并有一定的抗过敏作用。

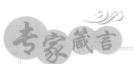

宜忌

✔ 适合体内湿气较重、面有痤疮脓肿、脓疮难破者。

✔ 有皮炎、皮肤过敏、湿疹、皮肤瘙痒者宜饮用。

✔ 四季皆宜饮用。

✘ 阴虚血热者不宜饮用。

材料

白芷15克，甘草5克。

做法

将白芷、甘草放入砂锅中，加适量水，煎煮后，过滤掉药渣，取汁饮用。

用法

每日分2次饮用，也可浸泡，代茶频饮。

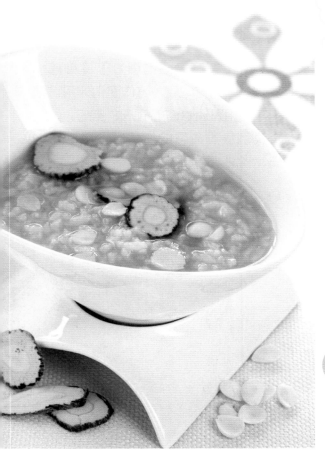

主食

白芷杏仁粥

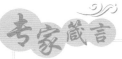
专家箴言

白芷、杏仁都是美白皮肤的佳品，搭配食用，可以改善肤质、美白肌肤，消除黑斑及疮脓肿痛。

材料

白芷、甜杏仁各15克，粳米100克。

做法

先将白芷放入砂锅，加适量水，小火煮20分钟，滤渣留汤，再放入粳米、甜杏仁，继续煮30分钟，至粥稠即可。

用法

每日早晚温热食用。

宜忌

✓ 适合肤质粗糙不润、不够净白、黑斑多、痘疮多、有脓肿者。

✓ 秋、冬季节食用最佳。

✗ 阴虚血热、阴虚咳喘、大便溏泻者不宜多食。

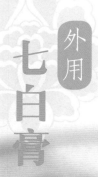

外用

七白膏

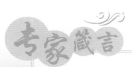
此方在《太平圣惠方》《御药院方》中均有记载，可作面脂外用。经常使用有消除面部疱疮、痤疮、黑斑及治疗酒渣鼻的作用，令肌肤净白、光滑、柔润。

本草一味增颜值

102

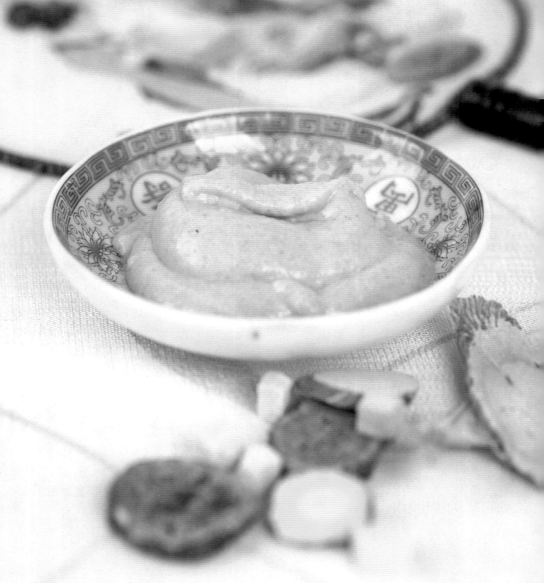

材料

白芷、白蔹、白术各30克，白及15克，白茯苓（去皮）、白附子各9克，鸡蛋清（蛋白）30克。

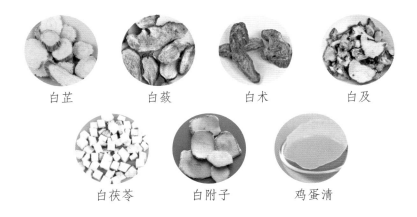

白芷　　　　　白蔹　　　　　白术　　　　　白及

白茯苓　　　　白附子　　　　鸡蛋清

做法

将白芷、白蔹、白术、白及、白茯苓、白附子6味药材分别研成细末，混合均匀，盛入可密封的容器内保存。

用法

每次取10克粉末，用鸡蛋清调匀成糊状。晚上睡前用温水把脸洗净，然后将本品擦涂在脸上，15~20分钟后洗去。

宜忌

✓ 适合皮肤粗糙不润泽、肤色偏晦暗及面部有痤疮、黑斑、皱纹、黑眼圈、酒渣鼻、鼻部黑头等肌肤问题者外用。

✓ 四季皆可使用。

✓ 中性、干性、油性肤质的人群均宜。

✗ 肌肤易过敏者慎用。

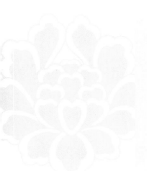

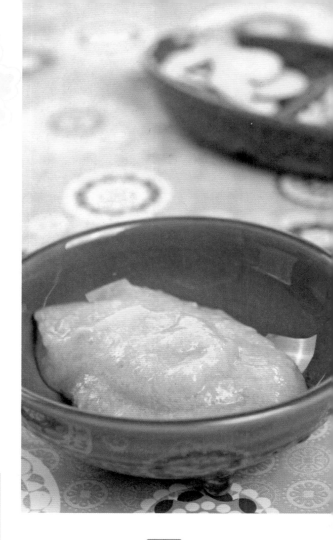

银玉面膜

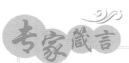

专家箴言

　　此方为清宫的美容秘方，常用可令肌肤亮泽净白，斑点消退，肤质如美玉般光彩莹润。

宜忌

✔ 适合肤色偏黑暗沉、肌肤干枯不润泽、干痒、脱皮掉屑者及面生斑癣疮疹者。

✔ 秋、冬季节外用最佳，适合中性或干性肤质者。

✘ 皮肤过于油腻及易过敏者慎用。

材料

白芷、白茯苓各15克，水发银耳20克，白蜜（或蜂蜜）10克。

做法

1 将白芷、白茯苓研成粉末，混合备用。

2 将水发银耳加水煮成胶状，过滤取汁，加入药粉和白蜜，搅拌成糊。

用法

晚上睡前洗脸后，擦涂此面膜，15~20分钟后洗净。每周2次。

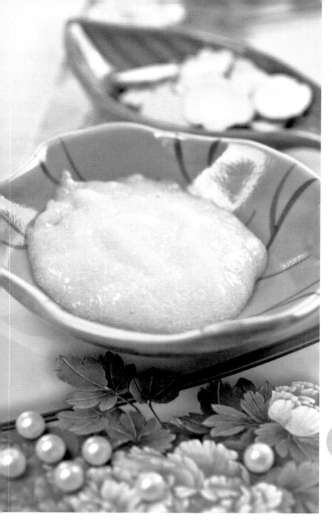

白芷珍珠面膜

外用

材料

白芷15克，珍珠粉2克，牛奶30毫升。

做法

将白芷研磨成粉，与珍珠粉混合在一起。调入牛奶，搅拌均匀，成糊状即可。

用法

蘸取适量面膜，擦涂于脸上，15~20分钟后洗净。每周2次。

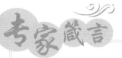

专家藏言

此方也是传统养颜方。珍珠粉是美容良药，搭配白芷、牛奶，可令肌肤如珍珠般光洁润白，并可淡化面部的痘印和色斑。

宜忌

✓ 适合肌肤粗糙、暗沉、无光泽、衰老、有黑斑者。
✓ 肌肤有痘印、瘢痕者。
✓ 秋、冬季节外用最佳。

✗ 皮肤易过敏者慎用。

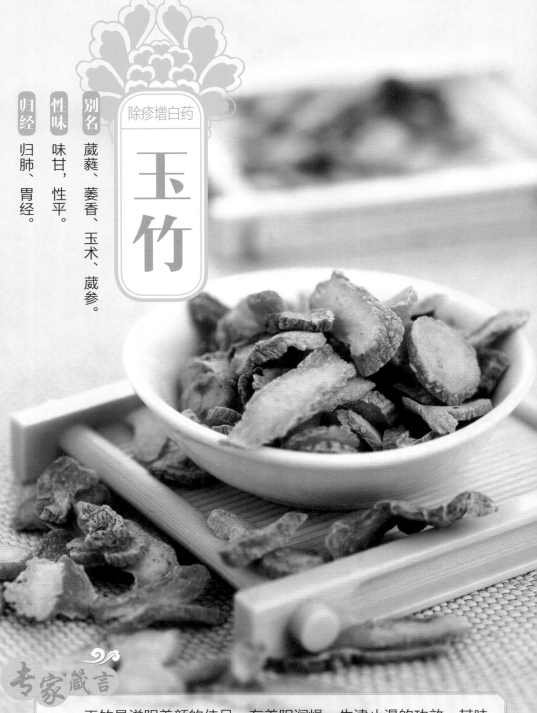

除疹增白药

玉竹

别名 葳蕤、萎香、玉术、葳参。

性味 味甘，性平。

归经 归肺、胃经。

专家箴言

　　玉竹是滋阴养颜的佳品，有养阴润燥、生津止渴的功效。其味甘多脂，平补柔润，长于养阴，兼除风热，久服不伤脾胃，长期食用可使皮肤莹白如玉、柔嫩滑腻，并有治疗皮肤慢性炎症等作用。玉竹是不少高档化妆品的有效成分，外用效果也很好。

《神农本草经》："久服，去面黑皯，好颜色，润泽，轻身不老。"

《本草纲目》："性平，味甘，柔润可食。……不寒不燥，大有殊功。不止于去风热湿毒而已……"

《本草备要》："葳蕤，温润甘平，中和之品，若蜜制作丸，服之数斤，自有殊功，与服何首乌、地黄者，同一理也。……大抵此药性缓，久服方能见功。"

本品为百合科植物玉竹的干燥根茎，以条长、肉肥、黄白色、光泽柔润者为佳。可在中药店购买玉竹片或玉竹粉，也可自行打粉。玉竹粉在服食或制作外用面膜时比较方便。

 优质玉竹　　 玉竹粉

玉竹可单用润肤，若用于风热疮疹，可与疏散风热、滋阴清热的薄荷、菊花、桑叶、麦冬、黄精、沙参等搭配。

可直接服用，也可泡茶，或制汤羹、熬膏，入丸、散等，还可作为保养品涂抹于面部。煎服用量在6～15克。

适宜人群	不宜人群
✔ 风热所致皮肤慢性炎症、干燥、粗糙、不润泽及面有黑斑、疮疹者 ✔ 阴虚火旺所致口舌干燥、咽干咳嗽、食欲不振、烦热多汗者	✖ 胃有痰湿气滞者忌服

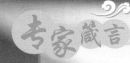

玉竹兔肉汤

汤羹

专家箴言

　　兔肉补中益气、养阴润燥、清热解毒，有"美容肉"之称。搭配玉竹和沙参，有补阴血、生津液、润肌肤、解热毒、消疮疹的功效。

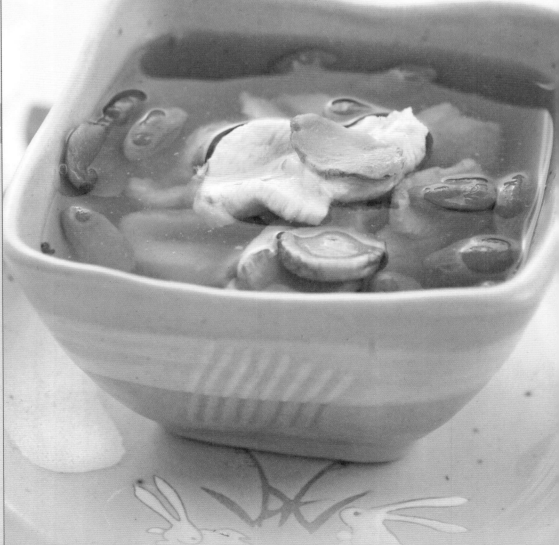

材料

兔子肉150克，玉竹、沙参各15克，枸杞子6克。

调料

料酒、淀粉各15克，盐、鸡精各适量。

做法

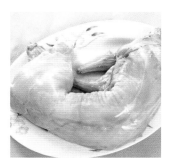

1 兔肉洗净，切片，用料酒、淀粉抓匀上浆备用。

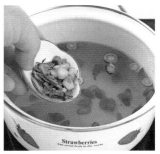

2 将玉竹、沙参、枸杞子分别洗净，放入锅中，加适量水，煮30分钟。

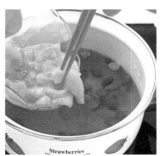

3 放入兔肉片，滑散，再煮沸时加盐、鸡精调味即可。

用法

随餐食用，吃肉喝汤。

宜忌

✓ 适合阴虚火旺、血燥血热所致皮肤干燥、不润泽、疮疹多发、上火发炎者食用。

✓ 适合营养不良引起的皮肤干枯、早衰者。

✓ 兔肉性凉，宜在夏、秋季节食用。

✗ 兔肉性偏凉，凡脾胃虚寒所致的呕吐、泄泻、痰湿气滞者不宜多吃。

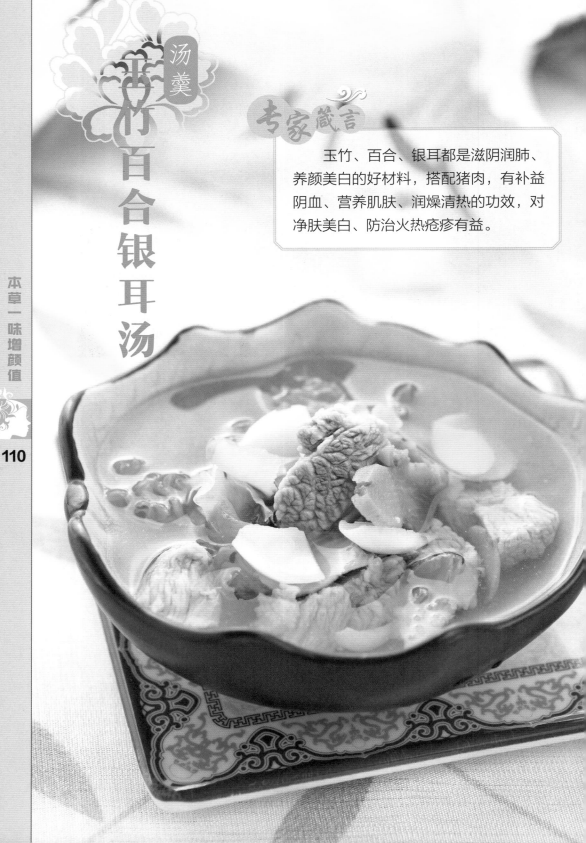

玉竹百合银耳汤

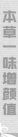
专家箴言

玉竹、百合、银耳都是滋阴润肺、养颜美白的好材料，搭配猪肉，有补益阴血、营养肌肤、润燥清热的功效，对净肤美白、防治火热疮疹有益。

玉竹、百合各15克，银耳10克，
猪腱子肉250克。

盐、胡椒粉各适量。

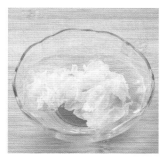

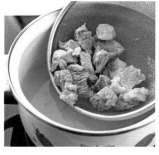

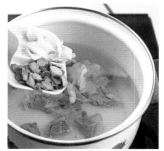

1 银耳用清水浸透，切
去硬实蒂部，切成小
朵。

2 将猪腱子肉切块，入
冷水锅，加热焯水，
去除肉腥味，洗净备
用。

3 将各材料放入锅中，
加适量清水，大火煮
沸后，转小火煮1~2
小时，至肉烂时加
盐、胡椒粉调味即可
食用。

随餐食用，每周2次。

✓ 适合阴虚血燥所致皮肤干枯、发痒、多皱、毛糙、
上火发炎、疮疹多生者。
✓ 适合营养不良引起的面容早衰、肤色暗沉不华者。
✓ 心烦口渴、失眠、神经衰弱者宜食用。
✓ 夏、秋季节食用最佳。

✗ 脾胃痰湿气滞者不宜多吃。

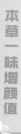

除疹增白药

绿豆

别名 青小豆。

性味 味甘，性微寒。

归经 归心、胃经。

专家箴言

　　绿豆有清热解毒、消暑、利水的功效。用于美容，可防治湿热毒火所致的皮疹、疮痈肿痛等，也是夏季净肤、去油腻的天然美容品，内服、外用皆宜。

古籍说法

《本草纲目》：绿豆"消肿治痘之功虽同赤豆，而压热解毒之力过之。且益气、浓肠胃、通经脉，无久服枯人之忌。"

《本草求真》："凡一切痈肿等症。无不用此奏效。

药材选料

本品为豆科植物绿豆的干燥种子，是一种常见的药食两用材料，日常可作为主食食用，以粒大、饱满、色绿者为佳。绿豆用途广泛，除了食用，还可以打成粉，外用做面膜或直接涂敷在痘疮患处。外用可买打磨好的绿豆粉。

优质绿豆

绿豆粉

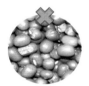

劣质绿豆干瘪、色杂、大小不一

常用搭配

绿豆单用有效，可加薄荷汁、蜂蜜调敷患处以解毒消肿，也可与赤小豆、黑豆、甘草等合用，预防疮毒及麻疹。

用法用量

可煎汁、煮汤粥、磨粉做成主食或入丸、散。打粉外用涂敷也用得较多，效果很好。煎服用量在15～30克。

人群宜忌

适宜人群	不宜人群
✓ 热毒所致痤疮、疹毒、脓疮、风疹及各类皮肤炎症者，青少年更宜 ✓ 体质偏热、小便不利、水肿、心烦口渴者 ✓ 暑热季节皮肤湿热油腻不洁者	✗ 脾胃虚寒、肠滑泄泻者不宜

绿豆汤

茶饮

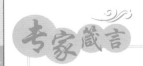

材料

绿豆100克，白糖适量。

做法

将绿豆淘洗干净，放入锅中，加适量水，大火煮开，改小火煮10分钟即成。根据口味加适量白糖调味。

用法

不拘时温凉饮用。

专家箴言

绿豆汤可清热解毒、消暑解渴、祛除痤疮、化解油腻，是暑热季节排毒养颜的理想汤饮。

宜忌

✓ 适合皮肤油腻不洁及有痤疮、疖肿、湿疹、痱子、皮炎等皮肤问题者。

✓ 体质偏热、小便不利、水肿、心烦口渴、目赤肿痛者可多饮。

✓ 暑湿闷热季节最宜饮用。

✗ 脾胃虚寒泄泻者不宜。

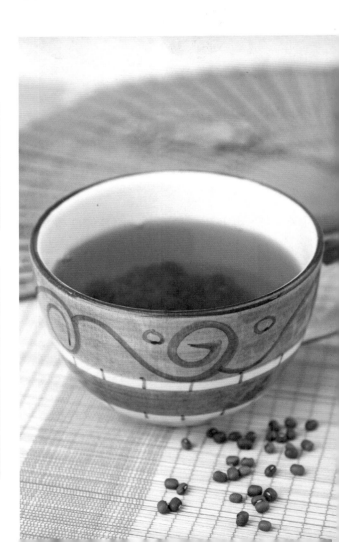

三色豆浆

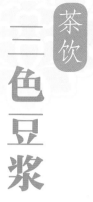

材料

绿豆、黄豆、黑豆各15克，白糖适量。

做法

将三种豆浸泡一夜后，放入豆浆机打成浆，滤掉豆渣，取豆浆倒入煮锅，加适量水煮沸，小火再煮5分钟，调入白糖搅匀即可。

用法

每日早餐时饮用1杯。

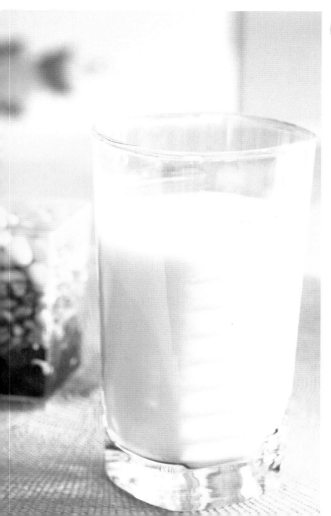

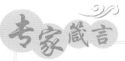

专家箴言

此豆浆饮由三色豆制成，可健脾益气，补益肝、脾、肾，有延缓衰老、营养肌肤、畅通肠道、利水消肿、排毒养颜的作用。

宜忌

✓ 适合体质湿热、阴虚火旺所致皮肤痤疮、疖肿、干痒、毛糙不润、多皱者。

✓ 营养不良、气虚水肿、便秘、更年期人群宜常饮。

✓ 四季皆宜饮用。

✗ 易腹胀、气滞者及腹泻、便溏者不宜多饮。

茶饮
绿豆苡仁饮

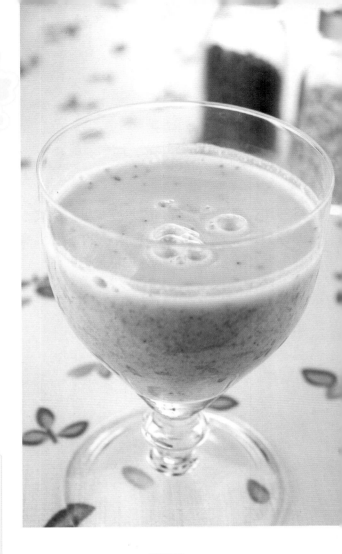

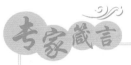

专家箴言

　　此饮可清热解毒，消肿排脓，通利大小便，对防治痤疮、皮肤湿热红肿痒痛等有很好的效果。

宜忌

✓ 适合体内湿热或痰湿内蕴所致痈肿疮疖、上火发炎者，痤疮多发者最宜。

✓ 皮肤油腻不洁、肤色暗黑、水肿胀满、大小便不利者宜饮用。

✓ 暑湿闷热的夏季最宜。

✗ 虚寒泄泻者及孕妇不宜。

材料

绿豆、薏苡仁各25克，白糖适量。

做法

1 先将绿豆和薏苡仁研磨成粉，混合备用。

2 锅中倒入水煮沸，撒入混合粉，边撒边搅拌，煮成稀糊状，加白糖即可。

用法

每日可分数次饮用。

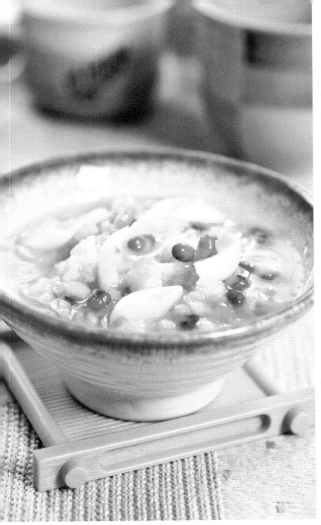

主食

绿豆百合粥

专家箴言

此粥可净化肌肤，消除痤疮、色斑，治疗红肿热痛等，有清热解毒、润燥安神、养颜美白的功效。

材料

绿豆、百合各20克，粳米100克。

做法

1 将绿豆淘洗干净，置于煮锅中，倒入适量水，中火煮30分钟至豆皮开裂。

2 将粳米、百合洗净，放入锅中，继续煮30分钟至粥成。

用法

每日早晚食用。

宜忌

✔ 适合热毒壅盛或肺燥引起的痤疮、肌肤肿痛、湿浊不爽者。

✔ 肌肤有色斑或色素沉着致肤色暗沉发黑及心烦气躁、失眠者宜常食。

✔ 夏、秋季食用最佳。

✘ 脾胃虚寒致腹泻、便溏者不宜多吃。

绿豆莲藕汤

汤羹

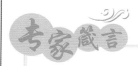

专家箴言

莲藕生食可清热生津，凉血止血，熟食可补益脾胃，益血生肌。搭配绿豆，有净肤美白、消除痤疮、排毒养颜的功效。

材料

绿豆20克，莲藕150克，冰糖适量。

做法

先将绿豆放入砂锅，加适量水，煮30分钟，再放入冰糖和去皮、切成丁的莲藕，继续煮20分钟即成。

用法

随餐食用，常食见效。

宜忌

✔ 适合肌肤油腻不爽、毒火疖肿、痤疮多生者。

✔ 肌肤干枯不润、肤色偏黑暗沉、有黑斑者宜食。

✔ 津干口渴、暑热、烦闷者宜用生藕。

✔ 夏季食用效果最佳。

✖ 虚寒泄泻者不宜多吃。

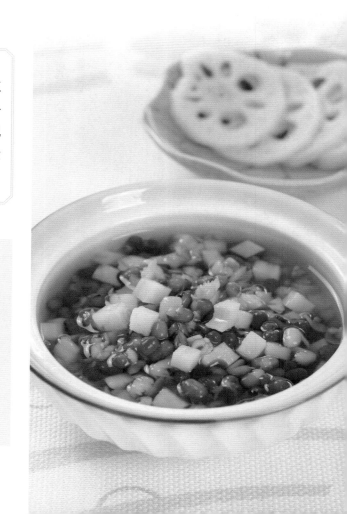

玉肌散

材料

绿豆粉120克，白芷10克，白附子、滑石粉各6克。

做法

将白芷、白附子研磨成细粉，与绿豆粉、滑石粉混合，盛入可密封的容器中保存。

用法

每次取少量粉，和入洗面奶，或兑入牛奶中搅拌成糊状，作为面膜擦涂于面部，15分钟后洗去。

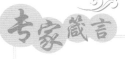

专家箴言

此方在《外科大成》等书中有记载，是传统美容方。常洗能润肌肤，悦颜色，去污点，令肌肤光洁如玉，面若凝脂，其效甚速。

119

宜忌

✓ 对面部粗涩不润、暗黑无光及有痤疮、疖肿、黑头、色斑者有特效。

✓ 皮肤粗糙、暗沉不华者宜常用。

✓ 四季皆宜外用，干性及油性肌肤皆宜。

✗ 皮肤易过敏者慎用。

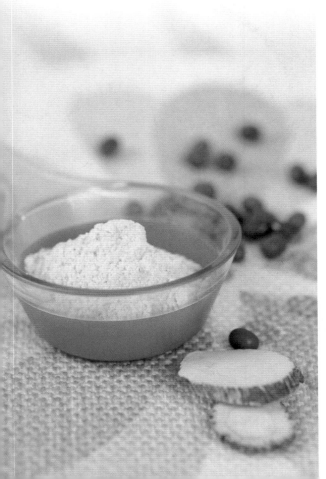

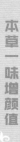

除疹增白药

百合

别名　野百合、白百合、山百合、药百合、家百合。

性味　味甘，性微寒。

归经　归肺、心经。

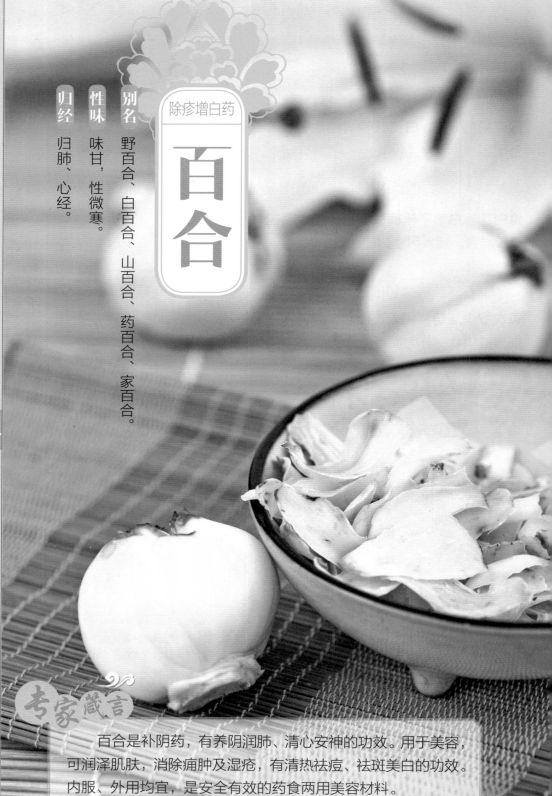

专家箴言

　　百合是补阴药，有养阴润肺、清心安神的功效。用于美容，可润泽肌肤，消除痈肿及湿疮，有清热祛痘、祛斑美白的功效。内服、外用均宜，是安全有效的药食两用美容材料。

古籍说法

《日华子本草》："安心，定胆，益志，养五脏。治……乳痈、发背及诸疮肿……"

《本草纲目拾遗》："清痰火，补虚损。"

药材选料

本品为百合科植物百合、细叶百合、麝香百合及同属多种植物鳞茎的鳞叶。以瓣匀肉厚、色黄白、质坚、筋少者为佳。鲜百合作为常用蔬菜食用，甘甜味美，作为食疗材料更理想。没有鲜品时可选择干百合。蜜制百合为经过蜂蜜炼制的品种，可增强润肺美容的作用，也可选用。

 鲜百合　　 干百合　　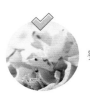 蜜制百合

常用搭配

百合单用即有效，也常与冰糖、蜂蜜、牛奶、银耳、莲子、麦冬、大枣、山药、百部、杏仁、绿豆等搭配，美容效果更好。

用法用量

可泡茶、煎汁、蒸食或做成粥、羹汤。外用可做成面膜。煎服用量在6～20克。

人群宜忌

适宜人群	不宜人群
肌肤粗糙不润泽、气色不佳、不够净白清洁或有疮疹、色斑及皮肤过敏者 阴虚燥咳、口舌生疮、口干、口臭、情绪不佳、失眠、神经衰弱者	风寒咳嗽及中寒便溏者忌服

菜肴
西芹百合

【调料】

香油10克，盐适量，葱花少许。

【做法】

1 将西芹择洗干净，切成斜段；鲜百合择成小片，洗净。
2 将炒锅烧热，倒入油，先下葱花爆香，放入西芹炒至断生，再放入百合翻炒，最后加入盐调味，淋上香油出锅。

【用法】

随餐食用。

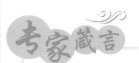

专家箴言

　　此菜可安神清心，消除烦闷，有润肤养颜、净肤美白、排毒通肠的作用。

宜忌

✓ 适合肌肤粗糙或有疮疹脓肿、色斑及肤色暗黑、皮肤过敏者食用。

✓ 津干口渴、口舌生疮、失眠心烦、紧张头痛、便秘者宜常食。

✓ 春季食用最佳。

✗ 腹泻、便溏者不宜。

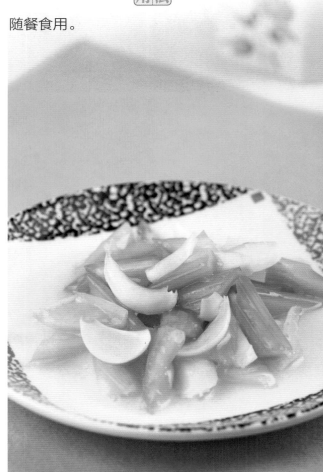

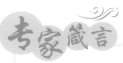

百合苡仁枣粥

材料

百合、薏苡仁、大枣各15克，粳米100克。

做法

1 将百合、薏苡仁、大枣放入砂锅，加适量水，小火煮30分钟。
2 倒入淘洗干净的粳米，继续煮30分钟，至粥稠即成。

用法

每日早晚食用。

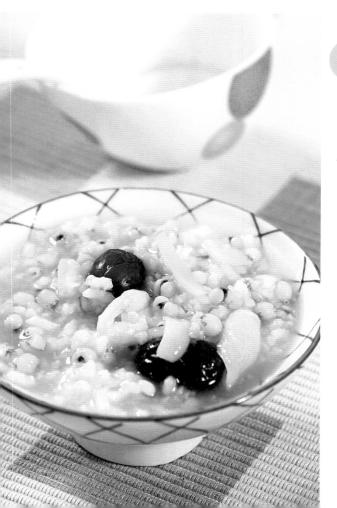

专家箴言

百合、薏苡仁、大枣都是美容的好材料。此粥可使肌肤美白红润，还可防治痤疮，淡化色斑。

宜忌

✓ 适合肌肤粗糙、肤色暗沉及面部有黑斑、疮疹者多食。
✓ 情绪抑郁、心烦失眠、神经衰弱者宜食用。
✓ 春、夏、秋季食用最佳。

✗ 泄泻者及孕妇不宜。

汤羹
百合莲子汤

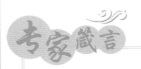

此汤有养阴润燥、清热除烦的功效，用于美容可起到生肌润肤、消除毛糙、美白肤色的作用。

宜忌

✔ 适合心神不宁、心烦气躁、失眠及肌肤疮疹丛生、粗糙、肤色暗沉者食用。

✔ 青春期及更年期女性最宜食用。

✔ 秋季食用最佳，有缓解秋燥的作用。

材料

鲜百合40克，莲子20克，粳米100克。

做法

1 将粳米淘洗干净；莲子洗净；鲜百合择成片，洗净。

2 煮锅中先放入莲子，加适量水，小火煮40分钟，再放入粳米，继续煮30分钟，最后放入百合略煮即可。

用法

每日早晚温热食用。

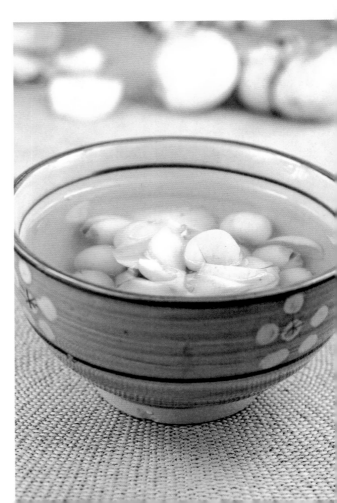

百合美容液

材料

干百合30克，白酒200毫升。

做法

将百合装入可密封的瓶内，注入白酒，加盖密封保存1个月后，再加2倍的冷开水稀释后继续保存。

用法

每日早晨洗脸后用化妆棉蘸取适量液体擦涂面部，无须清洗。此酒液也可以饮用。

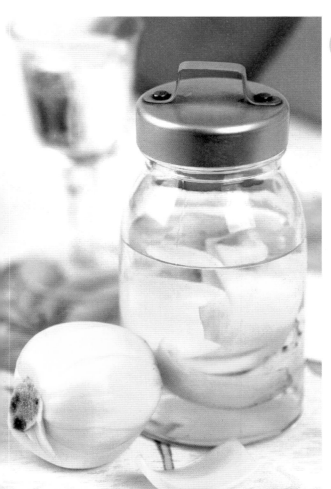

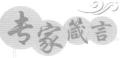

专家箴言

经常外用此液，可使肌肤干净透亮，白里透红，润泽光彩，减轻油腻感，防治痤疮、皮疹。

宜忌

✓ 适合肌肤毛孔粗大、油腻不洁、痤疮多生及肤色暗沉无光或有黑头、黑斑、酒渣鼻者。

✓ 最宜夏、秋季外用，中性或油性肤质者最宜。

✗ 干性肌肤及酒精过敏者不宜。

除疹增白药

薄荷

别名 南薄荷、升阳菜、薄苛。

性味 味辛，性凉。

归经 归肺、肝经。

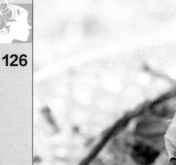

专家箴言

薄荷是解表药，可宣散风热、清头目、透疹，常用于风热感冒、风温初起、头痛目赤、咽喉肿痛、风疹、麻疹等。用于美容时，可清凉净化肌肤，消退红肿疮疖、痒疹等，并可消除暑湿秽浊之气，是夏季护肤佳品。

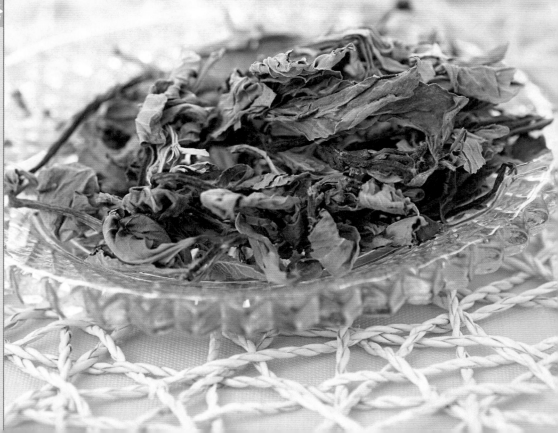

古籍说法

《滇南本草》："治一切伤寒头疼，霍乱吐泻，痈疽疔癞诸疮等症，其效如神。"

《本草纲目》："利咽喉、口齿诸病。治瘰疬，疮疥，风瘙瘾疹。"

药材选料

本品为唇形科植物薄荷或家薄荷的全草或叶。以身干、无根、叶多、色绿、气味浓者为佳。在选择时可用鲜薄荷叶，没有鲜薄荷的时候，干薄荷叶也可以用。经常使用薄荷者，可以在家中栽种一盆，随时取用，非常方便。

 干薄荷　　　　 鲜薄荷

常用搭配

薄荷可单用，用于消疮疹时，也常与菊花、金银花、甘草、桑叶、绿豆等材料搭配，净肤效果更好。

用法用量

可泡茶、煮粥。如入煎剂宜后下，以免芳香物质耗散而降低药效。煎服用量在3～6克。薄荷汁及薄荷粉常外用于肌肤患处。

人群宜忌

适宜人群	不宜人群
✓ 肌肤有疹毒疮疖、红肿疼痛、风疹瘙痒、麻疹不透、过敏发炎、油腻不洁者	✗ 薄荷芳香辛散，发汗耗气，故表虚汗多者慎服
✓ 风热上攻头面所致风热头痛、目赤多泪、咽喉肿痛、口生疮者	
✓ 肝郁气滞、胸闷胁痛者	

茶饮
薄荷柠檬茶

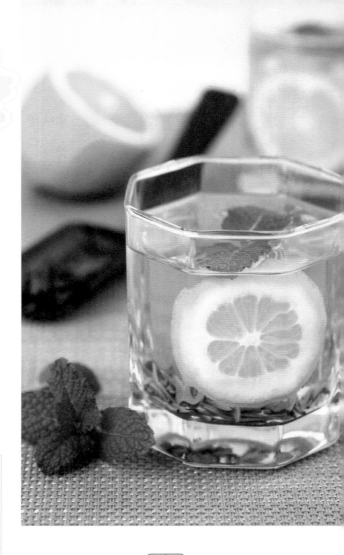

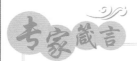

专家箴言

　　薄荷发散风热，柠檬净肤消斑，绿茶清热解毒。常饮此茶可排毒养颜、美白、除疹、消斑。

宜忌

✔ 适合体质燥热或湿热内蕴、毒火壅盛所致面部油腻不洁、痤疮脓肿、黑斑及色素沉着者。

✔ 风热感冒头痛、目赤肿痛、咽肿者宜多饮。

✔ 夏季饮用最佳。

✖ 表虚汗多者不宜多饮。

材料

鲜薄荷5克，柠檬1片，绿茶5克。

做法

将绿茶、薄荷放入杯中，用沸水泡开，闷泡至稍温凉后，投入柠檬片即可。

用法

可多次冲泡，代茶频饮。

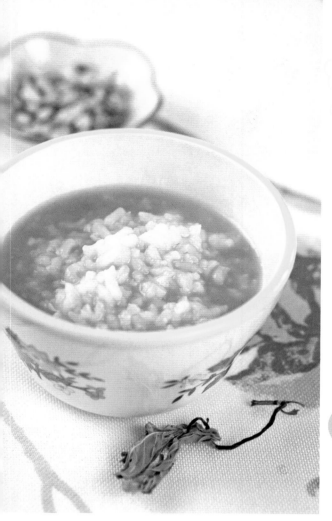

主食

薄荷茉莉粥

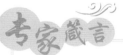

专家箴言

　　茉莉花有安神、除臭、净肤的作用，搭配薄荷，可令肌肤清凉洁净、白皙、生香。

材料

干薄荷5克，茉莉花5克，粳米100克。

做法

1 将薄荷、茉莉花放入砂锅，加适量水，煎煮20分钟，滤渣留汤。
2 汤中倒入淘洗干净的粳米，小火煮40分钟，至粥稠即成。

用法

每日早晚食用。

宜忌

✔ 适合肌肤油腻不洁或出现疮疹红肿、色斑及肤色暗沉者。
✔ 心烦气躁、紧张头痛、精神萎靡、抑郁及有口臭、体臭、口疮者宜常食。
✔ 夏季食用最佳。

✘ 表虚汗多者不宜多食。

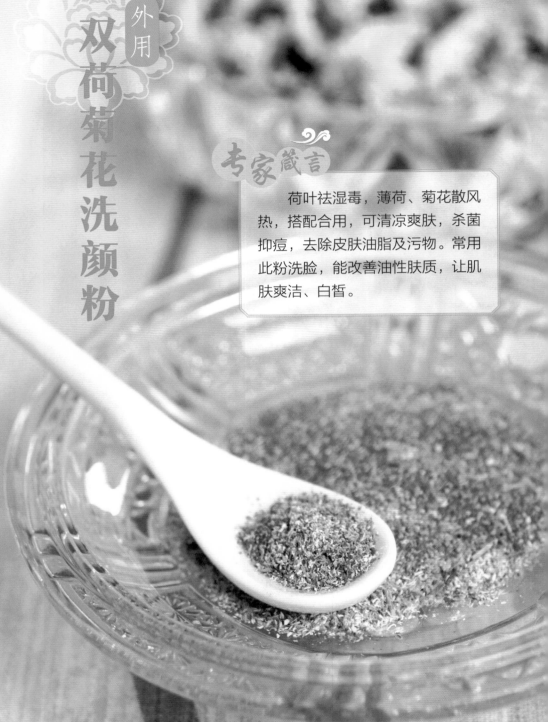

双荷菊花洗颜粉

专家箴言

　　荷叶祛湿毒，薄荷、菊花散风热，搭配合用，可清凉爽肤，杀菌抑痘，去除皮肤油脂及污物。常用此粉洗脸，能改善油性肤质，让肌肤爽洁、白皙。

【材料】

干薄荷20克，干荷叶10克，干菊花5克。

干薄荷

干荷叶

干菊花

【做法】

将所有材料一起研磨成细粉（或打成细粉），盛入可密封的容器内保存。

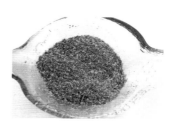

【用法】

1 每日早晚洗脸时，先将少量洗面乳置于掌中，加水搓出泡沫。

2 加入一小匙洗颜粉，搓揉混合后洗脸，充分搓揉、按摩皮肤，再用清水冲洗干净。

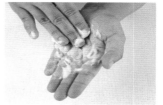

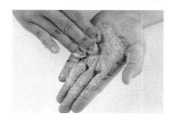

【宜忌】

✔ 适合毛孔粗大、皮肤油腻不爽及有痤疮、疖肿、痱子、湿疹、黑头、黑斑、色素沉着、晒伤者使用。

✔ 青少年、户外活动较多及代谢旺盛者宜常用。

✔ 最适合夏季使用，中性或油性肤质者最宜多用。

✘ 皮肤易过敏者慎用。

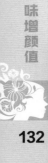

除疹增白药

芦荟

别名 卢会、草芦荟、讷会、奴会。

性味 味苦,性寒。

归经 归肝、胃、大肠经。

专家箴言

芦荟是一味缓泻药,有泻下通便、清肝、杀虫的功效,常用于便秘、痈疖肿毒等。用于美容时,可保湿补水、抗菌消炎、防晒消斑,消除各类疥疮,治疗蚊叮虫咬、止痒等,是养护肌肤、修复皮损的天然良药。

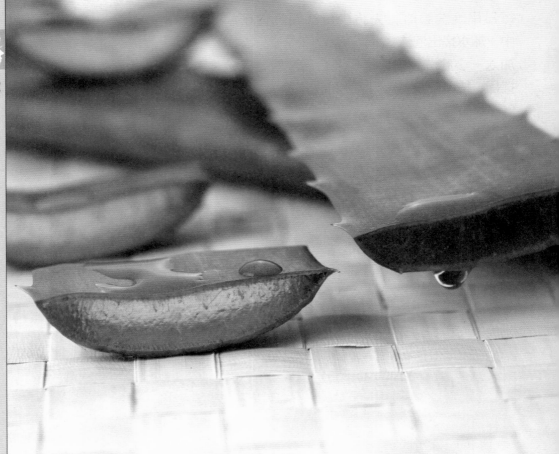

《本草汇言》："卢会，凉肝杀虫之药也。凡属肝脏为病，有热者，用之必无疑也。但味极苦，气极寒，诸苦寒药无出其右者。其功力主消不主补，因内热气强者可用，如内虚泄泻食少者禁之。"

《本草再新》："治肝火，镇肝风，清心热，解心烦，止渴生津，聪耳明目，消牙肿，解火毒。"

药材选料

本品为芦荟属百合科多年生常绿草本植物的叶，除去外表绿色硬皮，取白色带黏液的叶肉使用。芦荟胶是许多化妆品的有效成分，有很好的美容作用，外用效果最好。不妨在家中养一盆芦荟，既可观赏，又能随时取叶美容。

去外皮后的
芦荟叶肉

家中种植的
芦荟盆栽

133

常用搭配

芦荟一般单用，用于美容时也常搭配牛奶、酸奶、蜂蜜，用于清热泻火时，常搭配海带、西瓜等其他寒凉食材。

用法用量

内服可泡茶、打汁饮用，也可凉拌入菜。每天食用不宜超过30克。外用于皮肤效果好，安全有效。

人群宜忌

适宜人群	不宜人群
✓ 面部油腻不洁、粗糙缺水或有疮疹痈疖、红肿疼痛、蚊叮虫咬或湿疹瘙痒、顽癣、晒伤、烫伤者	✗ 脾胃虚寒、腹泻、便溏者禁用
✓ 风火热毒所致口疮、牙肿、目赤、咽痛、便秘者	✗ 孕妇忌服

菜肴

芦荟拌海带

专家箴言

常食此菜可清热解毒，缓泻通便，起到排毒养颜的作用。芦荟最擅长化解肌肤油腻，消除痤疮痈肿、湿热毒疹，修复肌肤损伤，促进大便通畅，并有一定的瘦身减肥效果。

134

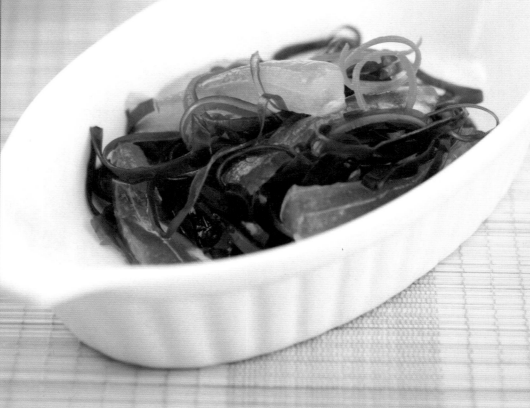

材料

芦荟100克，鲜海带100克，甜椒丝适量。

调料

香油、白醋、白糖各10克，盐、鸡精各适量。

做法

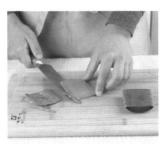

1 切取一段芦荟（约6厘米长）。将芦荟段洗净，先切去两侧硬边，再片去一侧外皮，切取芦荟肉。

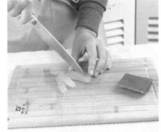

2 将整块的芦荟肉切成粗条。

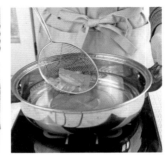

3 芦荟肉焯水后盛入盘中。鲜海带焯水，盛盘，加入各种调料，再搅拌均匀，撒上甜椒丝即可。

用法

随餐食用，常食见效。

宜忌

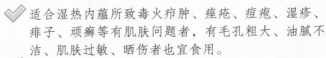

✓ 适合湿热内蕴所致毒火疖肿、痤疮、痘疱、湿疹、疿子、顽癣等有肌肤问题者，有毛孔粗大、油腻不洁、肌肤过敏、晒伤者也宜食用。

✓ 大便秘结、风火牙痛、口疮、目赤、咽痛者均宜。

✓ 最适合夏季食用。

✗ 虚寒腹泻、便溏者及孕妇不宜。

芦荟蜂蜜茶

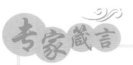

专家箴言

常饮此茶可排毒通便、润燥除烦、消斑疗痤、美白肌肤、减肥瘦身，是名副其实的美容茶。

宜忌

✔ 适合体质偏热、皮肤粗糙、油腻不爽及有痤疮、疹癣、溃疡、黑斑者常饮。

✔ 热结便秘、火旺烦躁、食积腹胀、肥胖者宜饮。

✔ 夏季饮用最佳。

✘ 虚寒腹泻、便溏者不宜。

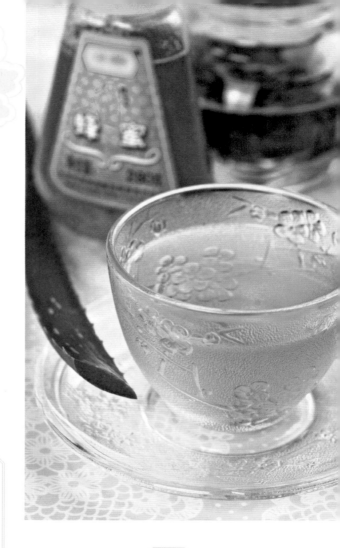

材料

芦荟50克，绿茶3~5克，蜂蜜15克。

做法

将芦荟去皮取肉，切成条，与绿茶一起放入茶壶，冲入沸水，浸泡15分钟，倒入杯中，待温凉后调入蜂蜜饮用。

用法

可多次冲泡，代茶频饮。

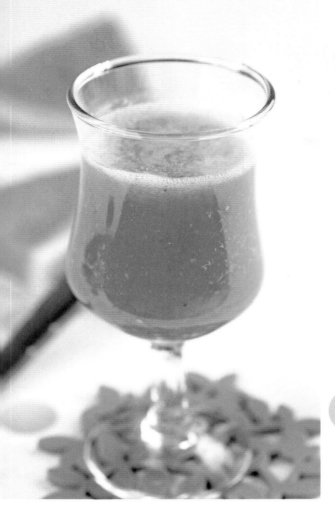

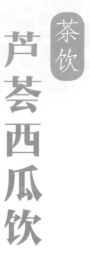

芦荟西瓜饮

专家藏言

此方内饮、外用皆可，均能起到清热解毒、美白肌肤、防晒消斑、修复皮损的作用。

材料

芦荟40克，西瓜200克。

做法

将芦荟去皮取肉，西瓜去皮、籽，西瓜瓤切块，与芦荟肉一起搅打成汁即成。

用法

每日早晚饮用。

宜忌

✓ 适合皮肤油腻粗糙及出现痤疮红肿、痘印、晒斑者。

✓ 体质湿热、便秘、目赤、咽肿、津乏者宜多饮。

✓ 适合夏季饮用，油性肌肤及晒红、晒伤者可同时外用擦涂。

✗ 虚寒腹泻、便溏者不宜。

芦荟酸奶

材料

芦荟50克，酸奶150毫升。

做法

将芦荟去皮，取肉，切条，放入打汁机中，倒入酸奶和适量水，搅打成汁状即可饮用。

用法

每日早晚饮用，酸奶需凉饮。外用于肌肤也很有效，可同时内服、外用。

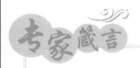

专家箴言

酸奶有通肠排毒、美白肌肤的功效，搭配芦荟，既可润泽肌肤，退热除烦，又能缓泻通便，去痤消斑，美白瘦身。

宜忌

✓ 适合肌肤粗糙、暗黑、毛孔粗大、油腻不爽、痤疮多发及面有黑斑、晒斑者常饮和外用。

✓ 腹胀、食积、便秘、内热烦渴者宜饮用。

✓ 夏季饮用最佳，油性肌肤者宜外用。

✗ 虚寒腹泻、便溏者不宜。

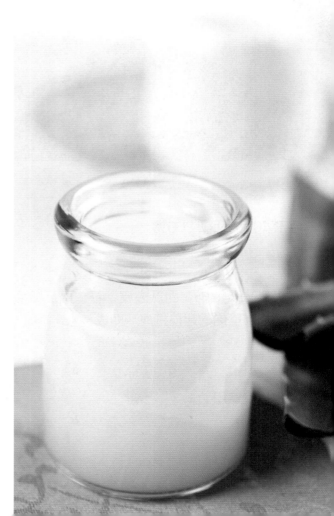

芦荟修护水

材料

芦荟100克，甘油10毫升。

做法

将芦荟去皮，取肉，切条，放入打汁机，倒入适量纯净水，搅打成芦荟汁，倒入干净的小瓶中，加入甘油，加盖密封，置于冰箱冷藏室保存。

用法

当肌肤出现痤疮、痘印、瘢痕、晒伤、蚊叮虫咬、发痒、发红或过敏发炎、干燥脱皮现象时，取少许芦荟修护水涂抹于患处即可，次数不限。晚上睡前外用效果更好，无须清洗。

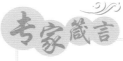

专家箴言

此水有镇静肌肤、消炎止痒、抗敏保湿的功效，对皮肤的各种损伤均有很好的修复作用，是安全的外用护肤保养品。

139

宜忌

✓ 适合肌肤油多水少及出现痤疮疔肿、痘印、过敏、晒伤、溃疡、干痒脱屑、红肿热痛等肌肤问题者。

✓ 最宜夏季使用，冰镇后外用效果更好。

✓ 各类型肌肤均宜使用，尤其是敏感型肌肤的救星。

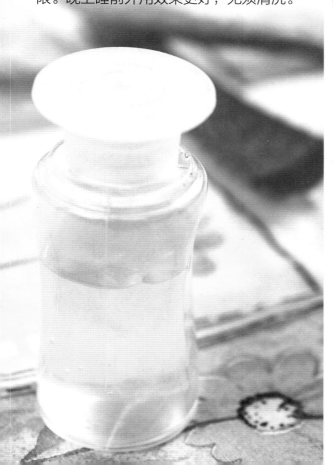

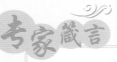

专家藏言

金银花甘寒，清热解毒，散痛消肿，是治一切痈肿的要药。用于各类阳证所致的红肿热痛、疮痈肿毒等，又是风热感冒的常用药。用于美容可抗菌消炎、净化肌肤，对皮肤过敏发炎或痤疮、脓肿、癣、湿疹等均有防治作用。

除疹增白药

金银花

别名 银花、忍冬花、双花、二花、山金银花。

性味 味甘，性寒。

归经 归肺、心、胃经。

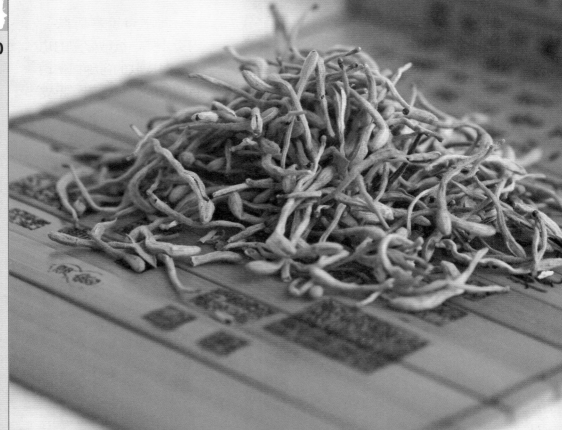

古籍说法

《本草纲目》："治……一切风湿气及诸肿毒。"

《本草备要》："治痈疽疔癣，杨梅恶疮。"

《滇南本草》："清热，解诸疮，痈疽发背，无名肿毒、丹瘤、瘰。"

药材选料

本品为忍冬的花蕾，以花蕾大、含苞待放、色黄白、滋润丰满、香气浓者为佳。如开花过多、颜色不佳、气味不正、发霉生虫、茎叶等杂质过多者为劣质品。

优质金银花

劣质金银花

常用搭配

可单用内服或外敷，也常与菊花、野菊花、薄荷、蒲公英、紫花地丁、连翘、牡丹皮、赤芍等煎汤内服，效果更显著。

用法用量

可泡茶、煎汤或入丸、散。煎服用量在6~15克。外用多煎汁，清洗患处。

人群宜忌

适宜人群	不宜人群
✅ 有痤疮脓肿未破、疖肿疼痛、疥癣、湿疹、风疹、麻疹、痱子、皮肤发炎过敏等各类因阳证所致皮肤问题者	❌ 脾胃虚寒及气虚疮疡脓清者忌服
✅ 外感风热、温病初起、热毒血痢、暑热烦渴、咽喉肿痛者	

金银花茶

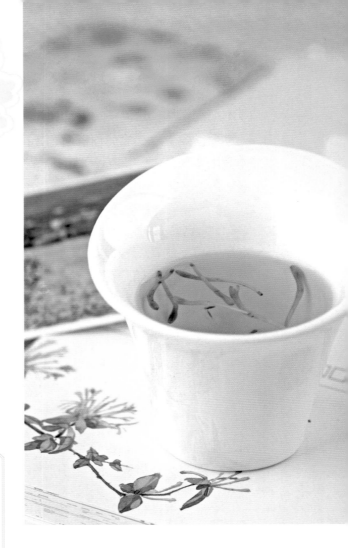

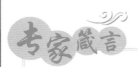

专家箴言

此茶能清热解毒、消肿止痛，且内服、外用皆宜，是除痤疮、疹毒、抗过敏的天然良方。

宜忌

✔ 适合面部有痤疮、疖肿、痱子、湿疹、过敏性皮炎者，内服、外用均可。

✔ 有目赤肿痛、咽喉肿痛、口疮者。

✔ 春、夏季节饮用最佳。

✘ 脾胃虚寒及气虚疮疡脓清者不宜饮用。

材料

金银花10克，冰糖适量。

做法

将金银花、冰糖放入茶壶中，用沸水冲泡，加盖闷15分钟后倒出饮用。

用法

每日泡一壶，代茶频饮，也可随时外用，擦涂肌肤患处。

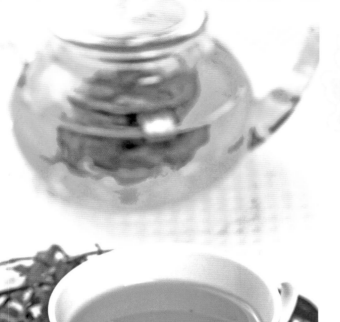

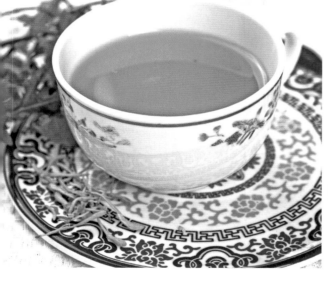

茶饮

金银花蒲公英茶

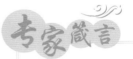

此茶清热解毒、杀菌消炎，可防治湿热毒火引起的各类痈肿疮疡及炎症。外用效果也非常好。

材料

金银花10克，蒲公英5克。

做法

将金银花、蒲公英装入茶袋中，置于茶壶内，冲入沸水，闷泡15分钟即可饮用。

用法

每日泡一壶，代茶频饮，也可随时外用，擦涂肌肤患处。

宜忌

✓ 适合皮肤有各类疮疡肿痛、过敏、皮炎者。

✓ 春、夏季节是皮肤病高发期，内饮、外用效果均佳。

✗ 虚寒腹泻、便溏及气虚疮疡脓清者不宜饮用。

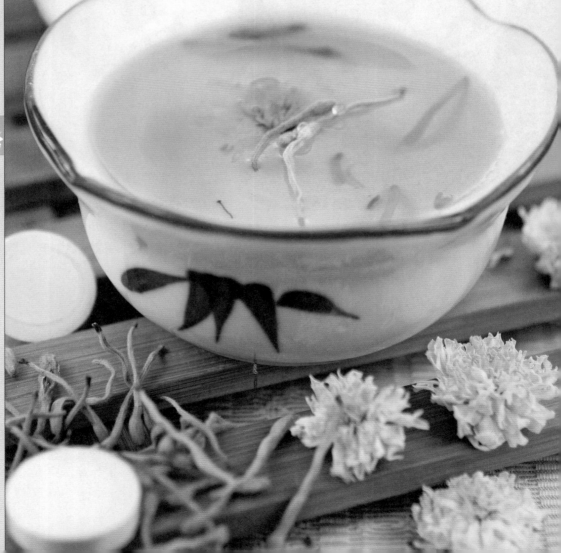

双花解毒茶

专家箴言

此茶有清热解毒、消除肌肤红肿热痛、抗痘消炎、防治过敏的作用。内服、外用均宜，白天喝茶，晚上敷脸，解毒净肤效果最佳。

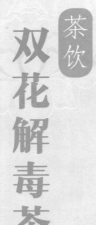

材料

金银花5克，干菊花5克。

做法

将金银花、干菊花放在杯中，冲入沸水，加盖闷泡15分钟后即可饮用。

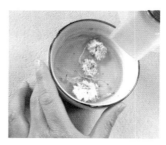

用法

1 每日泡一杯，可多次冲泡，代茶频饮。
2 可外用做面膜。待茶汤晾凉后投入一片面膜纸，浸泡5分钟，取出面膜，敷在洗净的脸上，轻轻拍平，15~20分钟后取下面膜即可。面部红肿发炎、皮肤过敏、痤疮发作、油腻不爽时可随时敷此面膜。

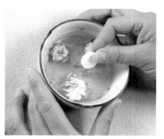

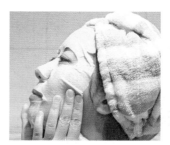

宜忌

✓ 适合肌肤油腻不洁、痤疮疖肿、皮肤过敏发炎者内服加外用。

✓ 风热感冒、头痛发热、咽喉肿痛、目赤肿痛、风火牙痛者均宜饮用。

✓ 青少年易发痤疮、体质偏热、代谢旺盛者宜常饮。

✓ 最适合春、夏季节饮用，中性或油性肌肤者最宜外用。

✗ 脾胃虚寒、泄泻及气虚疮疡脓清者不宜饮用。

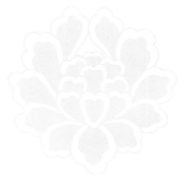

除疹增白药

野菊花

别名 野菊、野黄菊花、苦薏、山菊花、千层菊。

性味 味苦、辛，性微寒。

归经 归肝、心经。

本草一味增颜值

146

专家箴言

野菊花是一味苦寒的清热解毒药，最擅长清热泻火、解毒疗痈、消肿止痛，多用于疮痈疔毒肿痛以及目赤肿痛、头痛、眩晕等。用于美容可消除面部各类毒火疮肿，内服、外用均有很好的净化肌肤作用。

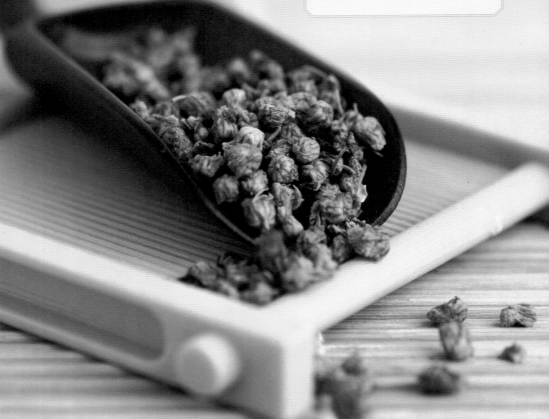

《本草汇言》："破血疏肝，解疗散毒。主妇人腹内宿血，解天行火毒丹疗。洗疮疥，又能去风杀虫。"

《本草求真》："为外科痈肿药也。其味辛而且苦，大能散火散气。故凡痈毒疗肿瘰，眼目热痛，妇人瘀血等症，无不得此则治，以辛能散气，苦能散火者是也。"

药材选料

本品为菊科植物野菊的干燥头状花序。以完整、色黄、气香者为佳。野菊花与菊花为同科植物，均有清热解毒之功，但野菊花个小，更为苦寒，解毒消痈的药效更强，而菊花个大，较甘甜，散风除热的作用更强。用于疗治疮肿，菊花也有一定作用，但还是野菊花更有效。

 干野菊花　　　 普通菊花

常用搭配

野菊花单用即有效。治疗热毒蕴结时，也常与金银花、菊花、桑叶、蒲公英、紫花地丁等清热排毒、散风解表药合用。野菊花味极苦，内服时最好加适量蜂蜜。

用法用量

可泡茶、煎汁或入丸、散。煎服用量在10～15克，鲜品可用至30~60克。外用可煎汤外洗或制膏外涂。

人群宜忌

适宜人群	不宜人群
✓ 热毒蕴结所致疗疖丹毒、痈肿疮疡、湿疹、风疹痒痛者及各类皮肤炎症、过敏者	✗ 野菊花为苦寒药，脾胃虚寒、腹泻者多不宜内服
✓ 咽喉肿痛、口腔溃疡、风火牙痛、目赤肿痛、头痛眩晕、风热感冒者	✗ 孕妇慎用

茶饮

野菊蜂蜜茶

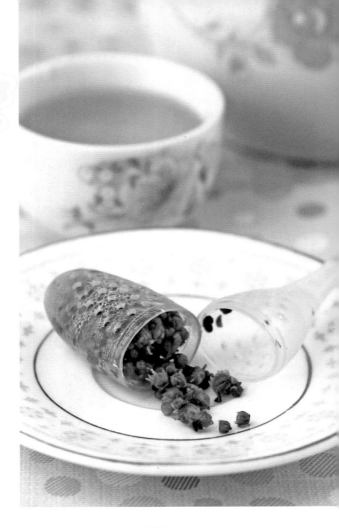

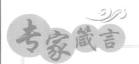专家箴言

此饮可清热解毒，降火消炎，消除痤疮、口疮等一切恶疮痈肿。

宜忌

✓ 适合皮肤有痤疮、暑热毒疖、湿疹者，内服、外用均有效。

✓ 对口腔溃疡反复发作、牙龈肿痛者含漱有效。

✓ 春、夏季最宜饮用，油性及过敏性肌肤者宜外用。

✗ 脾胃虚寒、腹泻者忌用。

材料

野菊花10克，蜂蜜适量。

做法

将野菊花放入茶漏，置于茶壶中，冲入沸水，加盖闷泡10分钟后倒出1杯，待温凉后调入蜂蜜，拌匀饮用。

用法

1 每日代茶频饮。野菊花味苦，怕苦者用量宜少，可根据口味调整蜂蜜用量。

2 也可浸泡纸面膜外用敷脸。

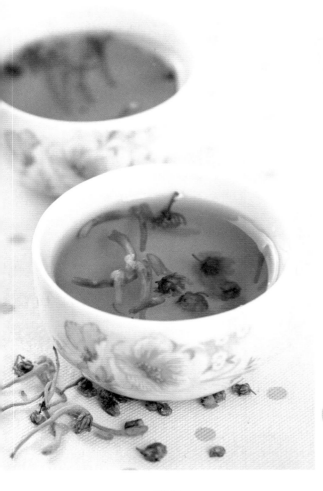

茶饮

野菊银花茶

材料

野菊花、金银花各5克，冰糖20克。

做法

将野菊花、金银花和冰糖放入茶壶中，冲入沸水，加盖闷泡15分钟后倒出饮用。

用法

1 每日代茶频饮。野菊花味苦，怕苦者用量宜少，多加冰糖调味。

2 过滤掉野菊花和金银花后，取茶汤洗脸，净肤、消炎效果好。

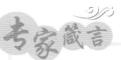

专家箴言

此茶可杀菌消炎、解毒退热，消除各类痈肿、疮疖、皮疹，让肌肤更洁净健康。

宜忌

✓ 适合皮肤易过敏发炎、上火起痘的人群，青少年体质偏热者最宜，内饮、外洗均有很好的效果。

✓ 春、夏季食用最佳，油性肌肤者最宜外用。

✗ 脾胃虚寒、腹泻者忌用。

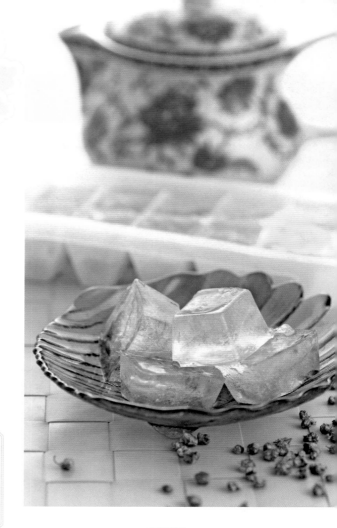

野菊祛痘冰

外用

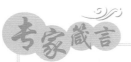

专家箴言

此方清凉镇痛，可减轻疮疖的红肿热痛，控制痤疮发作。

宜忌

✔ 适合痤疮反复发作、肌肤红肿热痛者，对过敏发炎、晒伤红痒者也有很好的疗效。

✔ 青少年体质偏热、肌肤油腻不洁、代谢旺盛者也可常用。

✔ 盛夏季节、油性肌肤者适用。

✘ 体质虚寒者不宜。

材料

野菊花50克。

做法

将野菊花放入锅中，加适量水，煎汁后滤掉野菊花，取汁液倒入小冰块成型模具内，放入冰箱冷冻室制冰、保存。

用法

每次洗净脸后，取一块小冰块擦涂面部10分钟，直到冰块完全融化，无须清洗。每天早晚各1次。常用见效。

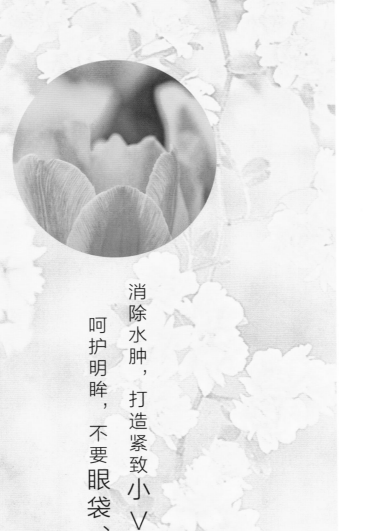

除湿消肿药

消除水肿，打造紧致小V脸，

呵护明眸，不要眼袋、黑眼圈

薏苡仁

别名 薏米、苡米、薏仁米、六谷米、沟子米。

性味 味甘、淡，性微寒。

归经 归胃、脾、肺经。

专家箴言

薏苡仁有利水渗湿、健脾止泻、清热排脓的功效。用于水肿、脚气、小便不利、脾虚泄泻等症，它也是传统的美容佳品，可润泽肌肤、美白、祛斑。经常食用或研粉外敷，能使皮肤光滑、滋润、白皙，消除面部水肿，也是治疗痤疮、黄褐斑、扁平疣等皮肤病的常用药。

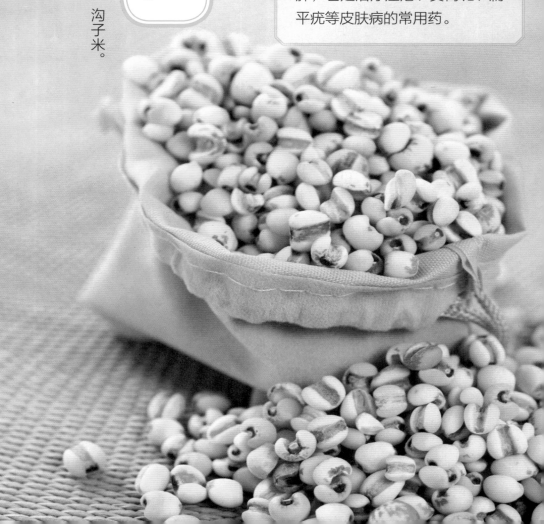

古籍说法

《本草纲目》："薏苡仁属土，阳明药也，故能健脾益胃。……土能胜水除湿，故泄痢水肿用之。"

《本草备要》："治水肿湿痹，香港脚疝气，泄痢热淋。"

药材选料

本品为禾本科植物薏苡的干燥成熟种仁。以粒大、饱满、色白、完整者为佳。生薏苡仁清热除湿功效强，一般美容用即可。炒薏苡仁健脾止泻效果好，脾虚者最宜选用。买打好的薏苡仁粉，最宜制作面膜等外用护肤品。

生薏苡仁

炒薏苡仁

薏苡仁粉

常用搭配

薏苡仁可单用，也可与功效相似的茯苓、苍术、冬瓜、海带等同用，以加强除湿消肿的功效。若与杏仁、山药、白果等同用，则能加强润肤祛斑的效果。

153

用法用量

可泡茶、煮粥、做羹或入丸、散。煎服用量在10～30克。本品力缓，宜多服、久服。也常打粉后外用，美容效果好。

人群宜忌

适宜人群	不宜人群
✓ 湿热内蕴所致水肿、痤疮有脓、扁平疣、黄褐斑、牛皮癣、湿疹者	✗ 津液不足、大便燥结者慎用
✓ 脾虚湿盛所致水肿、泄泻者	✗ 本品有滑利作用，孕妇慎服
✓ 风湿疼痛、小便不利、脚气者	

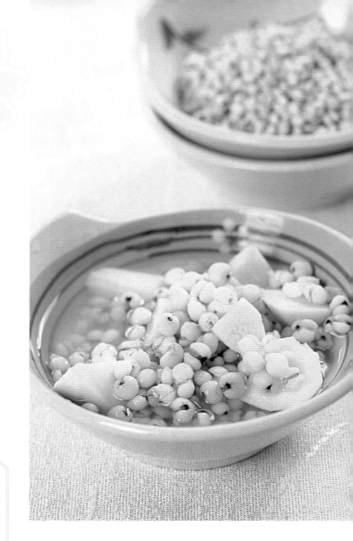

苡仁山药粥

主食

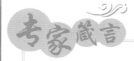
专家箴言

　　此粥可健脾益气，消肿排脓，美白肌肤，淡化色斑，并能促进体内水液代谢，消除水肿、眼袋。

宜忌

✓ 适合水湿停滞及气虚所致的水肿、眼袋、脓疮、色斑等肌肤问题者。

✓ 夏、秋季节食用最佳。

✗ 内有实邪、津液不足、大便燥结者慎用。

✗ 孕妇不宜。

材料

薏苡仁50克，鲜山药100克，冰糖适量。

做法

将薏苡仁放入锅中，加适量水煮30分钟，鲜山药去皮切块，也放入锅中，继续煮20分钟，加冰糖略煮即可。

用法

每日早晚食用。

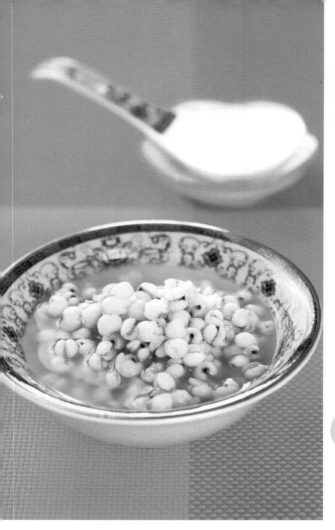

主食

薏苡仁粥

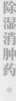

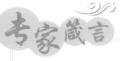

专家箴言

此方出自《本草纲目》，有补正气、利肠胃、消水肿、除湿热的功效。

材料

薏苡仁50克，粳米50克。

做法

薏苡仁和粳米一起淘洗干净，放入锅中，加适量水，大火煮沸，改小火再煮40分钟，至米烂粥稠即成。

用法

每日早晚食用。

宜忌

✓ 适合湿热水肿以及面部有黑眼圈、眼袋、痤疮、酒渣鼻、扁平疣、顽癣者。

✓ 水肿型肥胖者宜多吃。

✓ 宜夏季食用，祛暑湿，并可治皮肤病。

✗ 津液不足、大便燥结者及孕妇不宜。

主食 苡仁海带粥

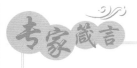

专家箴言

薏苡仁利水消肿，海带排毒散结。常食此粥能清热解毒、消肿排脓，对各类湿热内蕴所致的肌肤问题均有防治作用。

宜忌

✓ 适合面部有水肿、黑眼圈、眼袋、色斑、痤疮、疖肿、扁平疣、顽癣者常食。

✓ 最宜湿热体质、痰湿体质、肥胖者多食。

✓ 夏季食用，护肤美白、利湿消肿的效果甚佳。

✗ 孕妇不宜。

材料

薏苡仁50克，水发海带50克。

调料

盐、鸡精各适量。

做法

1 将薏苡仁淘洗干净；水发海带洗净，切片。

2 将薏苡仁、海带放入锅中，加适量水，小火煮40分钟，加盐、鸡精调味即可。

用法

每日早晚食用。

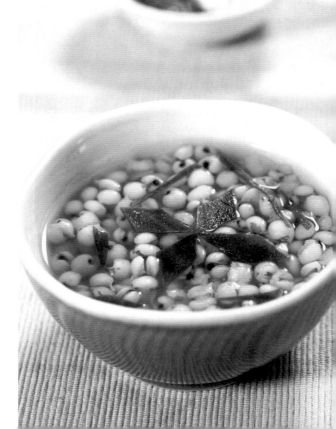

汤羹

苋菜苡仁汤

材料

薏苡仁50克，红苋菜30克。

调料

盐、鸡精各适量。

做法

1 将红苋菜择洗干净，焯水后切段；薏苡仁淘洗干净。

2 锅中放入薏苡仁和适量水，小火煮40分钟，放入苋菜段、盐、鸡精，再煮沸即可。

用法

随餐食用。

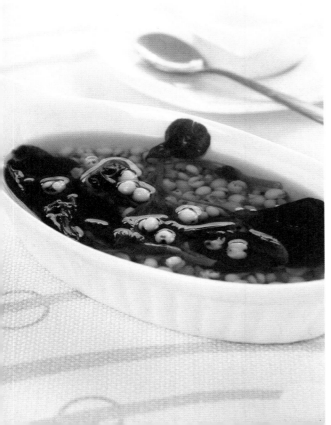

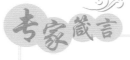

专家箴言

红苋菜有清热明目、通利大小便的作用，搭配薏苡仁，可清热凉血，促进排毒，美白净肤，消肿减肥。

宜忌

✓ 水肿肥胖者常食可减肥、排毒、瘦身。

✓ 湿毒内蕴所致黑眼圈、眼袋、痤疮、脓肿者宜食。

✓ 暑湿闷热季节最宜食用。

✗ 孕妇忌食。

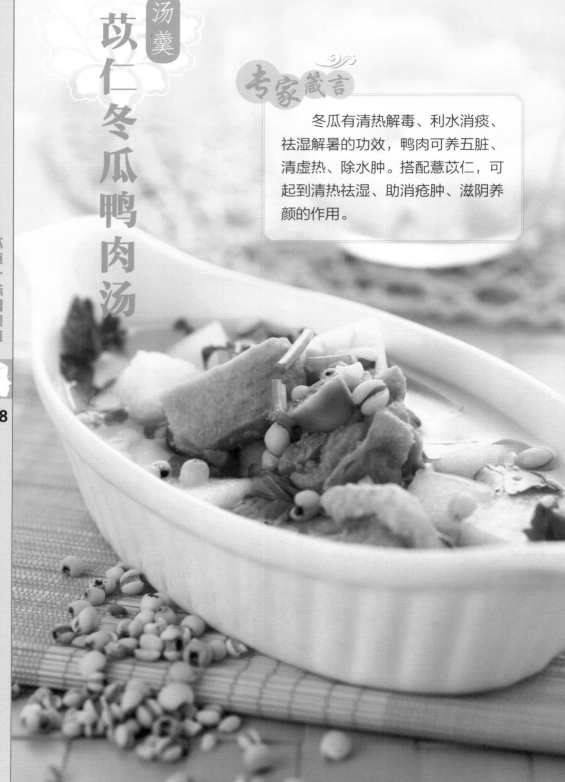

汤羹

苡仁冬瓜鸭肉汤

专家藏言

冬瓜有清热解毒、利水消痰、祛湿解暑的功效，鸭肉可养五脏、清虚热、除水肿。搭配薏苡仁，可起到清热祛湿、助消疮肿、滋阴养颜的作用。

材料

薏苡仁30克，鸭肉250克，冬瓜150克，香菜段少许。

调料

料酒15克，盐、胡椒粉各适量。

做法

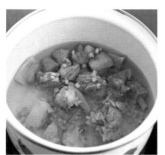

1 将鸭肉剁块，焯水，洗净，放入锅中，倒入薏苡仁，加适量水，烧开，撇去浮沫，倒入料酒，改小火煮1小时。

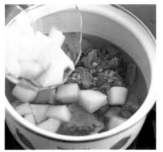

2 冬瓜去皮、瓤，洗净，切块后也放入锅中，继续煮20分钟，加盐、胡椒粉调味。

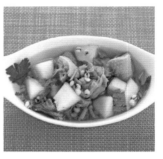

3 将煮好的薏仁冬瓜鸭肉汤盛入汤碗，撒上香菜段即可。

用法

随餐食用，吃肉喝汤。

宜忌

✔ 一般人群食用均有滋阴养颜的作用，对湿热内蕴所致水肿胀满及内热上火、湿毒脓疮者尤宜。

✔ 小便不利、肥胖者宜常食。

✔ 最适合夏季暑热时食用。

✖ 体质虚寒、尿频、尿多者不宜多吃。

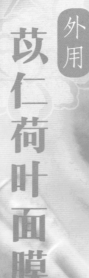

专家箴言

　　薏苡仁、荷叶都有利水除湿的功效。常用此面膜可消水肿、除湿热，有利于消除痤疮、脸肿、眼袋等，并能缓解肌肤油腻，是夏季护肤、净肤的良方。

材料

薏苡仁30克，干荷叶10克，面粉20克。

做法

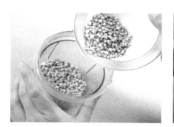

1 将薏苡仁打成粉。

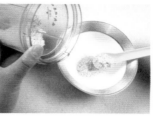

2 盛出，放入碗中。

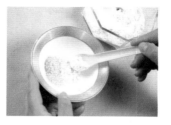

3 加入面粉。

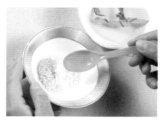

4 干荷叶用沸水闷泡15
分钟，待凉后滤掉荷
叶，将汁倒入粉中。

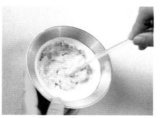

5 搅拌成糊状即可。

用法

洗净脸后，将此面膜擦涂于面部，有浮肿、眼袋等处可轻柔按摩，10~15
分钟后洗去即可。

宜忌

✅ 面部有水肿、黑眼圈、眼袋及痤疮、色斑、扁平疣
等问题者，均可在患处擦涂此面膜，肌肤健康者使
用后可美白净肤，并可预防以上肌肤问题。

✅ 最适合夏季外用，中性或油性肌肤者尤宜。

❌ 肌肤偏干皱及脱水者不宜使用。

除湿消肿药

茯苓

别名 白茯苓、云苓、茯苓个、茯菟、茯苓块。

性味 味甘、淡，性平。

归经 归心、脾、肾经。

专家箴言

茯苓是利水消肿药，可治寒、热、虚、实各种水肿，并有健脾宁心的作用。用于美容，可令皮肤滑润细嫩、富有弹性，消除水湿停滞引起的肿胀、眼袋等，并有一定的消斑作用，是常用的美容材料。

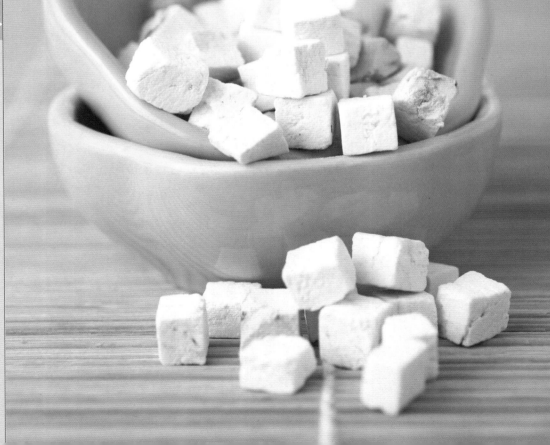

古籍说法

《神农本草经》："久服安魂养神，不饥延年。"

《本草备要》："甘温益脾助阳，淡渗利窍除湿。色白入肺泻热，而下通膀胱，宁心益气，调营理卫，定魄安魂。"

药材选料

本品为多孔菌科真菌茯苓的干燥菌核。白茯苓一般切块或切片出售，以色白、细腻而有粉滑感、质松脆、易折断破碎者为佳。由于茯苓经常用于制作面食或外用面膜，所以直接购买茯苓粉是非常方便的选择。

 茯苓块

 茯苓片

 茯苓粉

常用搭配

茯苓可单用，也常调以蜂蜜、牛奶、酸奶等食用或外用，口味也不错。要想增强美容功效的话，还可搭配白术、山药、薏苡仁、赤小豆等同用。

用法用量

可泡茶饮、浸酒、煮粥、制作面点，或入膏、丸、散，久服有效。煎服常用量在9～15克。茯苓也是常用来制作外用护肤品的好材料。

人群宜忌

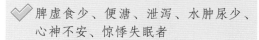

适宜人群	不宜人群
✔ 水湿凝聚所致肌肤水肿、松弛下垂、早衰、眼袋、色斑、肤色不均者	✖ 津液干枯、虚寒精滑者忌服
✔ 脾虚食少、便溏、泄泻、水肿尿少、心神不安、惊悸失眠者	

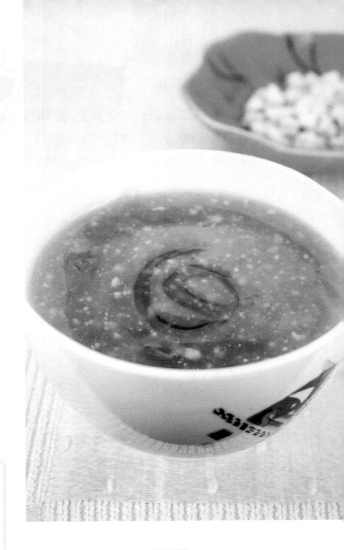

茶饮
茯苓蜂蜜饮

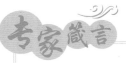

专家箴言

　　此方是传统的排毒养颜美容方，常饮有利于消除水肿、美白肌肤、淡化色斑、改善气色。

宜忌

✓ 适合水湿内停所致面部水肿、皮肤黝黑、肌肤粗糙油腻及有黑眼圈、眼袋、色斑者常饮。

✓ 夏季饮用最佳。

✗ 津液干枯、虚寒精滑者不宜。

材料

茯苓15克，水淀粉适量，蜂蜜10克。

做法

将茯苓压碎，放入锅中，加适量水，小火煮15分钟，用水淀粉勾芡后倒入碗中，待晾温后调入蜂蜜拌匀饮用。

用法

每日可分次频饮。

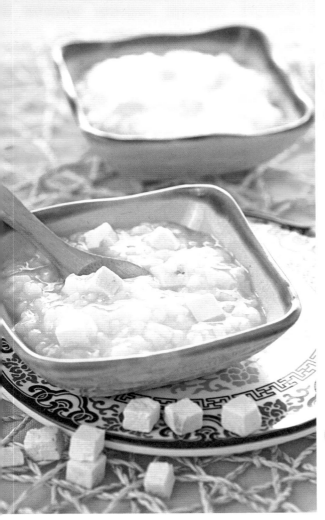

白茯苓粥

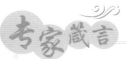

此方出自《仁斋直指方》。有健脾利湿、消肿瘦身、美白肌肤的作用。

材料

白茯苓20克，粳米100克。

做法

将粳米淘洗干净，和茯苓一起放入锅中，加适量水煮至粥稠即成。

用法

每日早晚食用。

宜忌

✔ 适合痰湿水肿、肥胖者常食，中老年人更宜。

✔ 面部水肿、容颜早衰、面色黧黑者宜食用。

✔ 夏季食用最佳。

✘ 津液干枯、虚寒精滑者不宜。

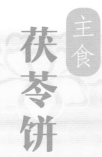

主食

茯苓饼

茯苓饼最早出现在《儒门事亲》中，也是民间流传甚广的养生膳食，做法虽有不同，但均有健脾利水、消肿瘦身、美容养颜的功效。

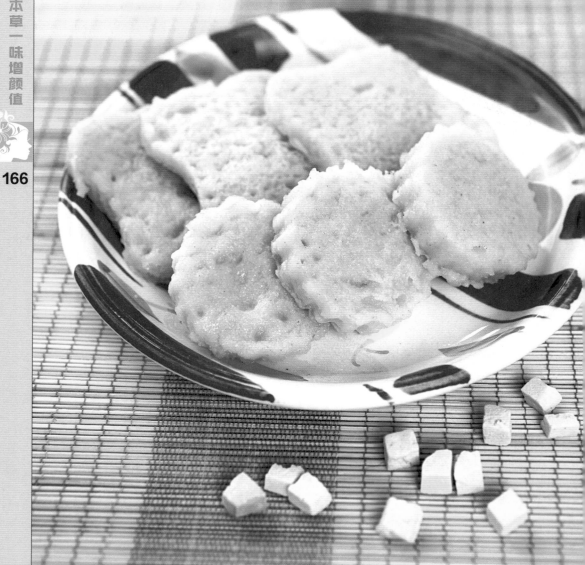

材料

茯苓50克，粳米100克。

调料

白糖适量。

做法

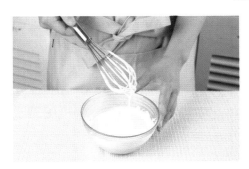

1 将茯苓、粳米研为细末，一起放在碗内，加入白糖，用水调成糊状，边加水边搅拌成米糊。

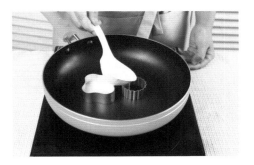

2 将平锅上火烧热，抹少许油，放上模具，倒入调好的米糊，待定形后脱去模具，两面烙熟即成。

用法

随餐作主食食用，或两餐间当点心食用。

宜忌

✓ 面部水肿、肤色黧黑、面容憔悴及有黑眼圈、眼袋者宜食用。

✓ 适合脾虚湿盛所致的水肿、便溏、泄泻、肥胖者食用，中老年人最宜常食。

✓ 夏季食用最佳。

✗ 津液干枯、虚寒精滑者不宜。

外用 茯苓酸奶面膜

茯苓粉15克，酸奶50毫升，面粉1大匙（约30克）。

做法

将茯苓粉、酸奶、面粉混合在一起，搅拌均匀成糊状即可。

用法

洗脸后，将此面膜擦涂于面部，轻轻按摩眼周肌肤，15分钟后洗去。每周1次。

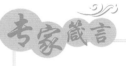

专家箴言

常用此面膜，可消除浮肿，使肌肤紧致润滑、有弹性，还可修护眼周肌肤，改善肤色，消除粗糙暗沉，淡化黑斑。

宜忌

✔ 适合肌肤水肿、松弛下垂、肤色暗黑无光、色素沉着较多者及有黑眼圈或明显眼袋者。

✔ 各类人群均可外用，中老年人尤宜。

✘ 肌肤过敏期间不宜使用。

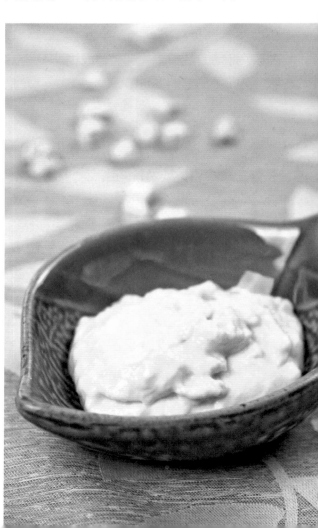

三白面膜

材料

白茯苓、白芷、白及各15克。

做法

将白茯苓、白芷、白及一起研磨成细粉（或打成粉），倒入碗中，加入适量水，调匀成糊状即可。

用法

洗脸后，将此面膜擦涂在面部，15分钟后洗去。每周1次。

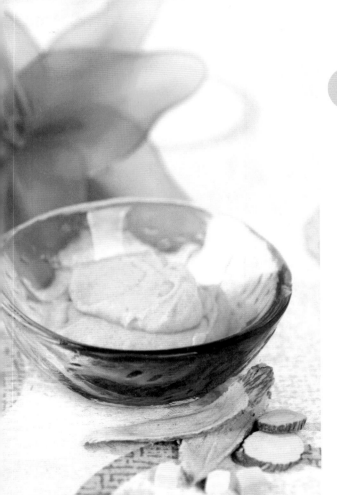

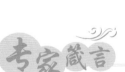

专家箴言

白茯苓、白芷、白及都是美白润肤的传统良药，此方可消脸肿、退黑斑、润肌肤、美气色。

宜忌

✓ 适合肌肤暗黑、粗糙、松弛下垂、水肿、无光泽及有黑眼圈、眼袋、黑斑者外用。

✓ 四季皆宜，各类肤质均可。

✗ 肌肤过敏期间不宜使用。

除湿消肿药

赤小豆

别名 赤豆、红小豆、红豆、朱赤豆。

性味 味甘、酸，性平。

归经 归心、小肠、脾经。

专家箴言

赤小豆有利水消肿、解毒排脓的功效。常用于治疗水肿胀满、脚气肢肿、黄疸尿赤、风湿热痹、痈肿疮毒、肠痈腹痛。用于美容时，可营养肌肤、红润气色，还可消除肌肤肿胀、眼袋。

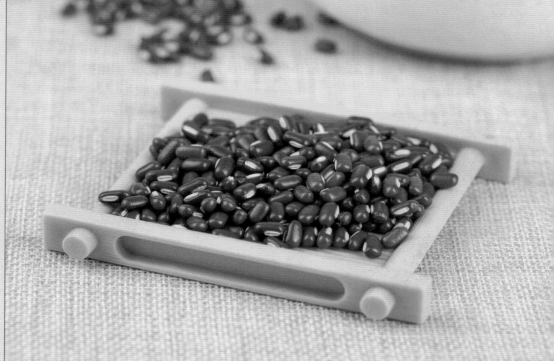

古籍说法

《神农本草经》："主下水，排痈肿脓血。"

《本草备要》："性下行，通小肠，利小便，行水散血，消肿排脓，清热解毒。"

药材选料

本品为豆科植物赤小豆或赤豆的干燥成熟种子。以身干、颗粒紧小而饱满、色赤红发暗者为佳。一般超市作为粗粮出售的叫红豆（或赤饭豆），其颗粒稍大，鲜红色，药效较弱。因此，若想药效更佳，还是去保健品专柜或药店购买药用赤小豆为好。赤小豆粉是制作面点和外用时的方便选择。

| 赤小豆 | 赤小豆粉 | 红豆（赤饭豆） |

常用搭配

赤小豆可单用，也常与茯苓、薏苡仁等药材合用，以增强清热消肿的作用。

用法用量

可作为主食煮粥、饭，做糕点，或入散剂。煎汤用量在15～50克。外用常磨成粉调制面膜，美容效果好。

人群宜忌

适宜人群	不宜人群
✓ 湿热内蕴引起肌肤肿胀、疮疖化脓、肿痛及面色黧黑或萎黄、湿疹瘙痒者	✗ 赤小豆善逐津液，久食令人津枯变瘦，故津亏干瘦者不宜多食
✓ 黄疸、脚气、便秘、小便不利者	

主食 赤豆茯苓粥

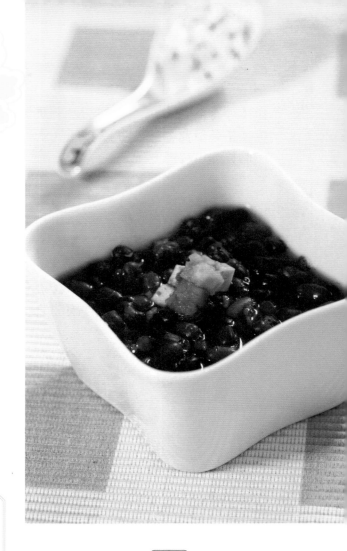

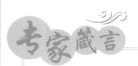专家箴言

赤小豆消肿解毒，茯苓利水渗湿。常食此粥可化湿、消肿、排毒、瘦身、改善气色。

宜忌

✓ 适合肌肤肿胀、疮疖脓肿、面色不佳及有黑眼圈、眼袋、湿疹瘙痒者多食。

✓ 夏季食用最佳。

✗ 津亏干瘦者不宜多食。

材料

赤小豆70克，茯苓20克，红糖10克。

做法

将赤小豆、茯苓分别洗净，放入锅中，加适量水煮沸，改小火煮1~2小时，至赤小豆开花时，放入红糖继续煮10分钟即可。

用法

每日早晚食用。

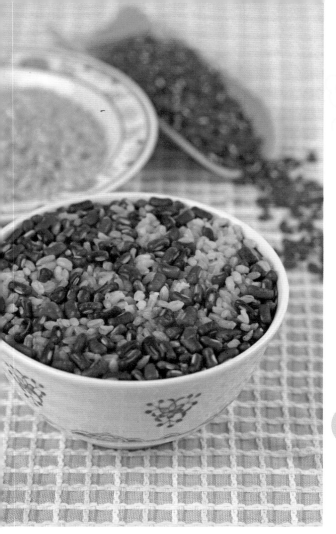

主食

赤豆糙米饭

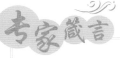

专家箴言

糙米所含B族维生素较高，对养护皮肤非常有益，搭配赤小豆，可养肤润燥、通肠排毒、消肿减肥。

材料

赤小豆50克，糙米150克。

做法

先将赤小豆浸泡涨发，再和洗净的糙米一起倒入蒸碗中，加适量水，上蒸锅蒸熟即可。

用法

每日作为主食食用。

宜忌

✔ 一般人群均可食用，尤其适合肥胖、脸肿、肌肤粗糙、面色不佳者多食。

✔ 大便秘结、小便不利、体内湿气重者宜多食。

✔ 夏季食用最佳。

✘ 津亏干瘦者不宜多食。

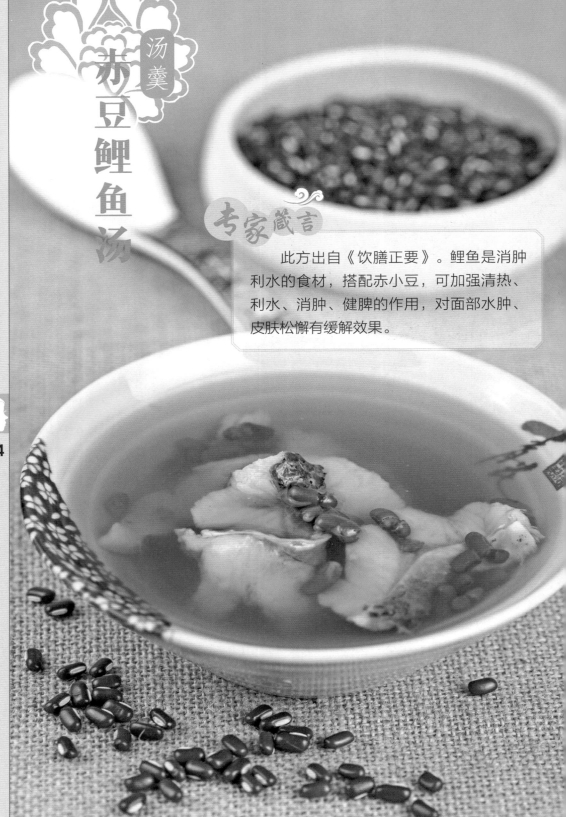

汤羹

赤豆鲤鱼汤

专家藏言

此方出自《饮膳正要》。鲤鱼是消肿利水的食材，搭配赤小豆，可加强清热、利水、消肿、健脾的作用，对面部水肿、皮肤松懈有缓解效果。

材料

净鲤鱼肉200克，赤小豆50克。

调料

料酒、淀粉各15克，盐少许。

做法

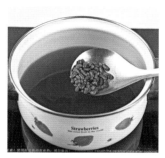

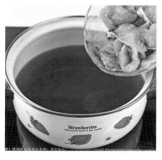

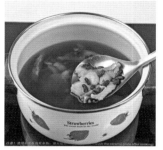

1 将赤小豆淘洗干净，倒入锅中，加适量水煮沸，改小火煮1小时，至豆皮裂开。

2 将净鲤鱼肉切片，加盐、料酒和淀粉抓匀，倒入锅中滑散，煮沸后撇去浮沫。

3 继续煮5分钟，至鱼片煮熟即可。

用法

随餐食用，吃鱼肉和赤小豆，喝汤。

宜忌

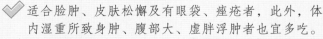

✔ 适合脸肿、皮肤松懈及有眼袋、痤疮者，此外，体内湿重所致身肿、腹部大、虚胖浮肿者也宜多吃。

✔ 脾胃虚弱、食欲不振、大便秘结、小便不利及有脚气症、黄疸者宜食。

✔ 四季均可，夏季食用效果最佳。

✘ 由于此汤有利水作用，尿频者不宜多吃。

夏红粉

外用

材料

干夏枯草、赤小豆粉各200克。

做法

将干夏枯草去杂质，烧成灰，与赤小豆粉混合，再研匀，盛入密封容器内保存。

用法

每晚取适量粉，用水调成糊状，擦涂于面部，第二天早晨洗去。

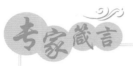

专家箴言

此方为民间美容方。夏枯草可清火明目、散结消肿，搭配赤小豆，可起到消肿、淡斑、解毒、明目的作用。

宜忌

✓ 适合面部湿热水肿及有黑眼圈、眼袋、汗斑白点、雀斑、黄褐斑、痤疮、酒渣鼻、疮毒肿痛者外用。

✓ 最宜夏季使用，中性或油性肌肤者外用效果更好。

✗ 肌肤过敏期间不宜使用。

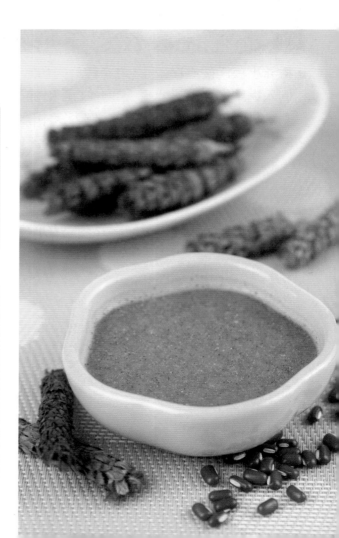

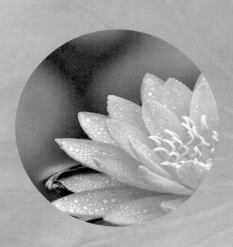

乌发润肤药

不要干枯白发，黑亮秀发有良方。

缓解干痒脱屑，柔润肌肤这样养

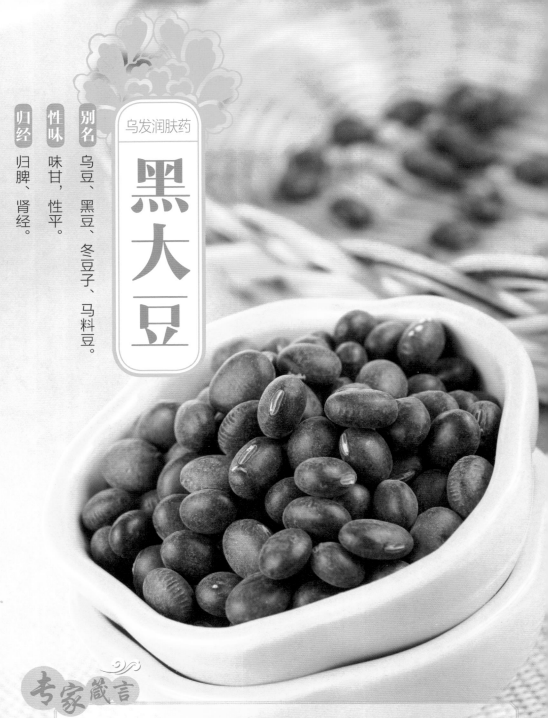

乌发润肤药

黑大豆

别名 乌豆、黑豆、冬豆子、马料豆。

性味 味甘，性平。

归经 归脾、肾经。

专家箴言

黑大豆是养阴补气的强壮滋补食品，有活血、利水、祛风、解毒的功效。用于美容时可抗衰老、乌须发，还可用于防治须发早白、肌肤早衰、水肿胀满、黄疸浮肿、痈肿疮毒、便秘、肥胖等。

古籍说法

《本草拾遗》："明目镇心，温补。久服，好颜色，变白不老。"

《本草备要》："属水似肾，肾之谷也，故能补肾镇心，明目，利水下气，散热祛风。"

药材选料

本品为豆科植物大豆的黑色种子，以颗粒大而饱满、色泽乌黑发亮者为佳。由于黑豆保健价值高，市场上有不少用黄豆、绿豆染色而成的假冒黑豆，在购买时需小心鉴别。真黑豆只有表皮是黑色的，种仁应是黄色或绿色，如果剖开发现种仁外膜也是黑的，泡水后褪色过重，多是被染色的结果。

优质黑豆

染色黑豆泡水后

常用搭配

黑豆药食两用，可单食，也可搭配醋、酒煎煮，或与核桃、桑椹、黑芝麻、何首乌等同用，增强乌发美容、抗衰老的效果。

用法用量

可直接煮熟食用，也可浸酒、浸醋、煮粥或打成豆浆食用。煎服用量在9～30克。外用涂敷也有养发美容的效果。

人群宜忌

适宜人群	不宜人群
✓ 脾肾虚弱所致须发早白、头发干枯发黄、脆弱易断、易脱发者	✗ 黑豆炒熟后热性大，多食易上火，故炒黑豆不宜多食
✓ 肌肤粗糙不润、气色不佳、水肿、痤疮痈肿者	
✓ 肾虚腰痛、便秘、自汗、盗汗、脚气、身面浮肿、神经衰弱、月经不调者	✗ 腹泻、便溏或腹胀者不宜

茶饮

黑豆牛奶

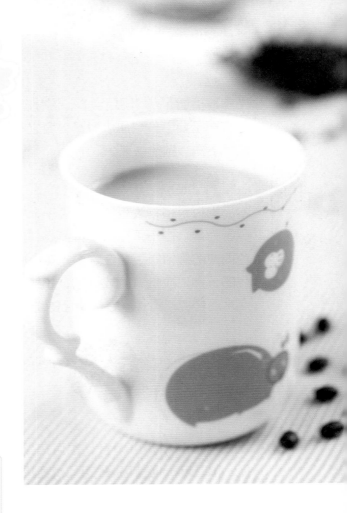

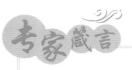
专家箴言

此饮可滋肾阴、润肺燥，改善肌肤和毛发粗糙的现象，可令皮肤润泽，毛发乌亮。

宜忌

✓ 适合肌肤干燥不润、多皱纹、头发枯黄、白发多生、脱发者多饮。

✓ 中老年女性常饮，不仅可抗衰老，还可预防妇科病。

✓ 秋、冬季节饮用最佳。

✗ 腹胀、腹泻者不宜。

材料

黑豆50克，牛奶150毫升。

做法

将黑豆浸泡涨发后放入豆浆机（或榨汁机）中，加适量水，搅打成豆浆，倒入煮锅，烧开后转小火煮10分钟，把煮好的豆浆倒入热牛奶中，搅匀即可。

用法

每日早晚饮用。

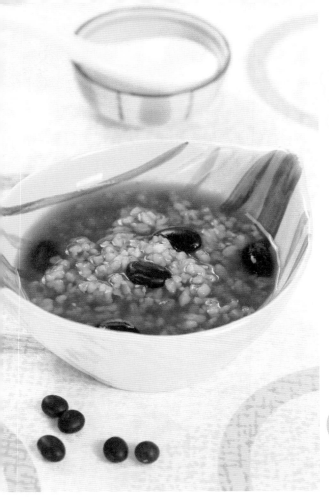

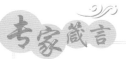

专家箴言

此粥有滋阴养血、补肾乌发、养颜排毒、润泽肌肤、清肠利水的功效，养发乌发效果尤佳。

材料

黑豆30克，粳米100克。

调料

盐少许。

做法

将黑豆洗净，用凉水泡一夜后，放入锅中，加适量水煮30分钟，倒入淘洗好的粳米，继续煮至粥成，加少许盐调味即可。

用法

每日早晚食用。

宜忌

✓ 适合头发枯黄、须发早白、脱发较多者常食。

✓ 肌肤干枯不润、面色暗黑、有痤疮者宜食用。

✓ 月经不调者及更年期女性宜食用。

✓ 冬季食用最佳。

✗ 腹泻、便溏者不宜多吃。

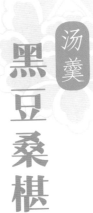

汤羹
黑豆桑椹羹

材料

黑豆100克，桑椹酱20克，蜂蜜10克。

做法

黑豆应先浸泡涨发，洗净后放入锅中，加适量水，小火煮至豆烂汤稠，盛入碗中，晾温后调入桑椹酱和蜂蜜，拌匀即可。

用法

每日早晚食用，或作为两餐间的点心。

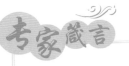

专家箴言

黑豆、桑椹都有益肝肾、乌须发的功效，搭配食用，可润泽肌肤、养发、乌发、防脱发、抗衰老。

宜忌

✓ 适合中老年肝肾亏虚、气血不足所致肌肤干燥失养、面容早衰、头发枯槁、白发、脱发者多食。

✓ 腰腿疼痛、筋骨不健者及更年期女性宜食用。

✓ 秋、冬季食用最佳。

✗ 腹泻、便溏者不宜多吃。

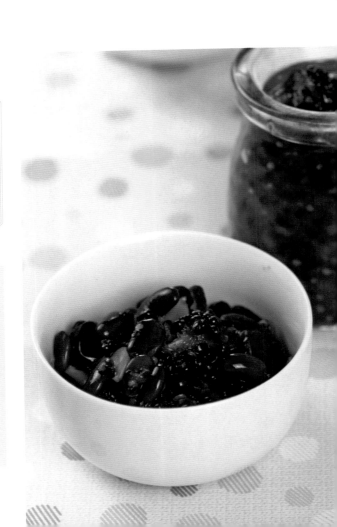

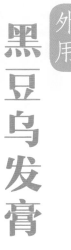

外用 黑豆乌发膏

材料

黑豆50克，醋200毫升。

做法

将黑豆用凉水浸泡一夜后，倒入锅中，加醋，将黑豆煮烂；取出黑豆，捣烂成膏，保存；煮黑豆的醋汁过滤后另存。

用法

洗发后，将黑豆膏涂抹在头发上，15分钟后洗去。再用黑豆醋汁染发，可令头发自然变黑，是天然的染发剂。

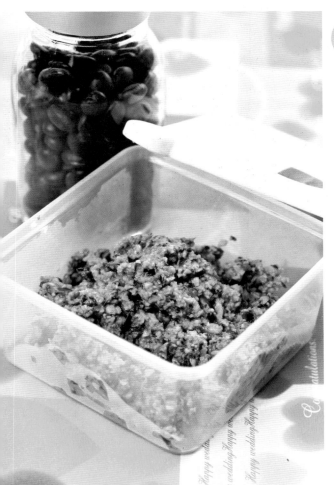

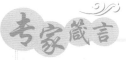

专家箴言

此方出自《备急千金要方》，是传统的净发、润发、乌发、生发、防脱发的外用良方，而且还有天然染发剂的作用。

宜忌

✓ 适合头发枯黄、干涩、脆弱易断、不柔顺、起静电、头皮屑多、白发、脱发者外用。内服效果也不错。

✓ 四季皆宜外用。

✗ 外用没有禁忌，内服不适合腹泻、便溏者。

乌发润肤药

黑芝麻

别名 胡麻、油麻、黑脂麻、巨胜子。

性味 味甘，性平。

归经 归肝、肾、大肠经。

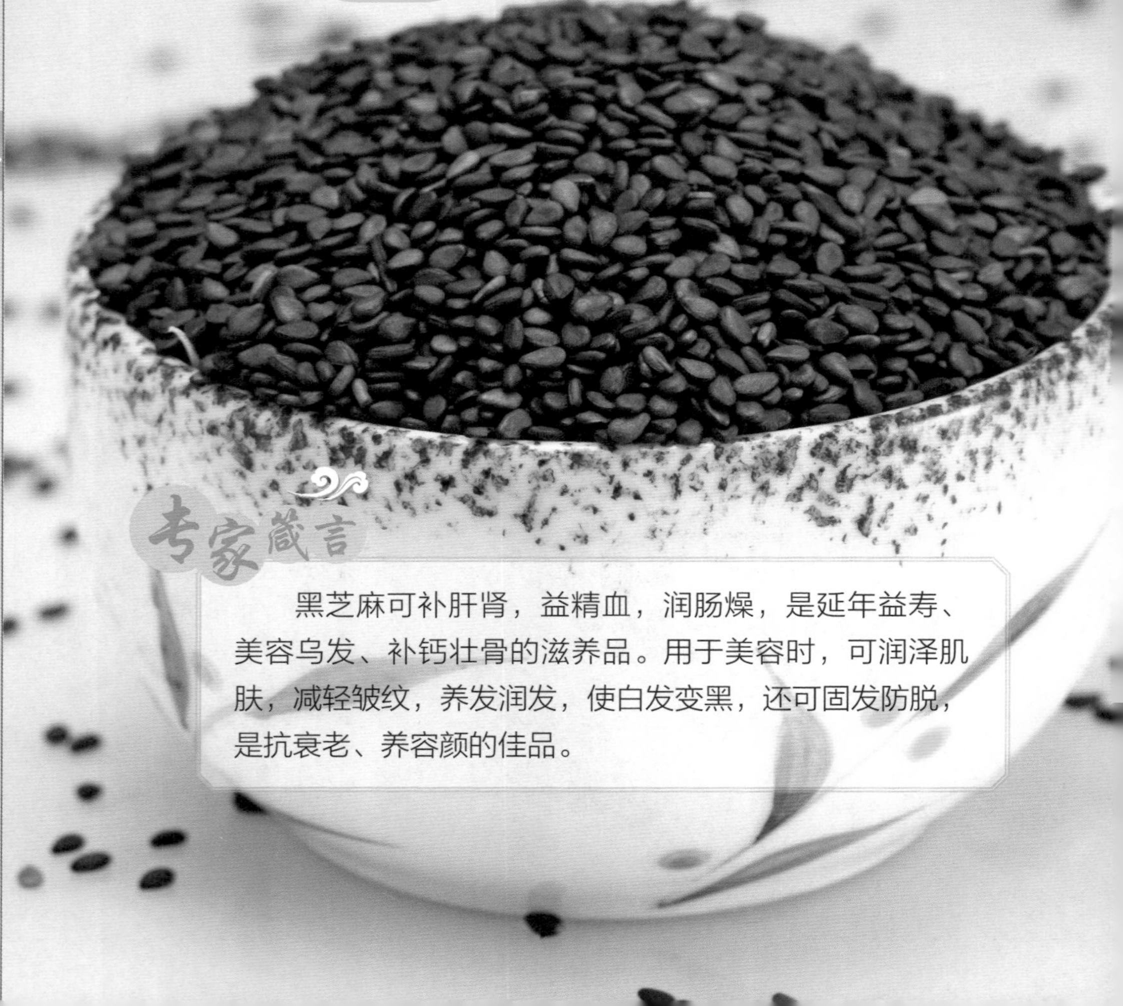

专家箴言

　　黑芝麻可补肝肾，益精血，润肠燥，是延年益寿、美容乌发、补钙壮骨的滋养品。用于美容时，可润泽肌肤，减轻皱纹，养发润发，使白发变黑，还可固发防脱，是抗衰老、养容颜的佳品。

古籍说法

《神农本草经》："主伤中虚羸，补五内，益气力，长肌肉，填脑髓，久服轻身不老。"

《本草纲目》："服食以黑者为良，胡地者尤妙。取其黑色入通于肾，而能润燥也。"

《本草备要》："补肺气、益肝肾，润五脏，填精髓，坚筋骨，明耳目，耐饥渴，乌髭发，利大小肠。"

药材选料

黑芝麻为脂麻科植物脂麻的种子，以种粒饱满、表面黑亮、富有油性、气微、味甘、有油香气者为佳。最好买已炒熟的黑芝麻，食用比较方便，也可以购买磨碎的黑芝麻粉或糊，因为芝麻破皮磨碎后才能发挥最佳功效。如果黑芝麻的颜色过于一致，没有深浅差别，乌黑而不亮泽、有机油味的，可能是染色的黑芝麻。

优质的熟黑芝麻　　　黑芝麻粉　　　染色的黑芝麻

常用搭配

黑芝麻可单用，也常与核桃、黑豆、枸杞子、何首乌、山药、大枣等搭配食用，以增强抗衰老、美容、养发的效果。

用法用量

除了直接食用外，还常用于制作羹、膏、丸、散，或磨粉入面、粥、饭等。煎服用量为9～15克。

人群宜忌

适宜人群	不宜人群
✓ 须发早白、脱发、毛发干枯不润、皮肤干燥多皱、皮肤瘙痒者	✗ 脾虚大便溏泄者不宜
✓ 体虚瘦弱、骨质疏松、四肢乏力、耳鸣耳聋、头晕眼花、双目干涩、肠燥便秘者	

主食

黑芝麻汤圆

材料

糯米粉、黑芝麻粉各150克，蜂蜜、白糖各适量。

做法

将糯米粉加水和成团，黑芝麻粉加蜂蜜、白糖调成馅料，把馅料用糯米团包裹成汤圆生坯，下煮锅煮熟即成。

用法

随餐作甜点食用，或作为两餐间的加餐。

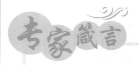

专家箴言

糯米搭配黑芝麻，有滋阴养血、润泽肌肤、养发乌发、延年益寿的作用，软糯的口感特别适合老年人食用。

宜忌

✓ 适合肌肤干燥不润、面容早衰、须发早白、发质干枯不泽者常食。

✓ 四季皆宜，秋、冬季节食用最佳。

✗ 消化不良、腹泻者不宜多吃。

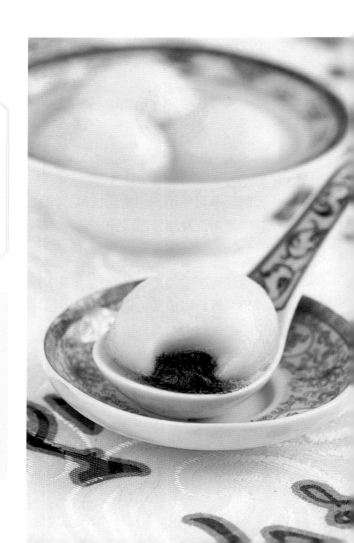

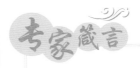
汤羹

腰果黑芝麻糊

材料

黑芝麻粉50克，炒腰果20克，白糖、淀粉各15克。

做法

黑芝麻粉、白糖放入煮锅，加入温水搅匀，煮沸，勾芡成糊状，盛入碗中，撒入捣碎的腰果即成。

用法

随餐作甜点食用，或作为两餐间的加餐。

专家箴言

此方在传统黑芝麻糊的基础上，添加了益肾润肤的腰果，可增强滋养肌肤、黑亮秀发的功效。

宜忌

✓ 适合皮肤干燥多皱、干痒脱屑、须发早白、毛发枯槁不润及脱发者。

✓ 眼睛干涩、用脑过度、健忘、肠燥便秘者宜多食。

✓ 四季皆宜，秋、冬季更佳。

✗ 腹泻、便溏者不宜。

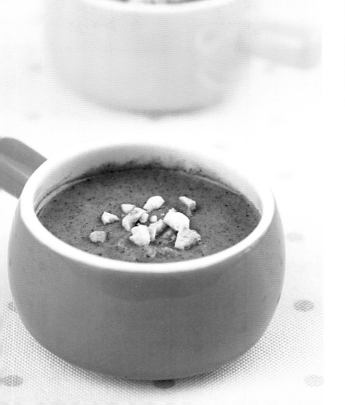

膏方 芝麻桑椹膏

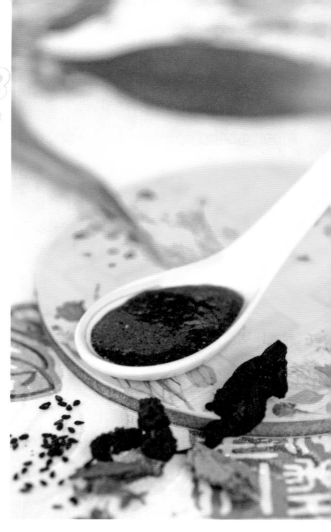

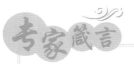 专家箴言

此方为民间验方，有养阴除热、生津润燥、乌发润肤、益精明目、延缓衰老的功效。

宜忌

✓ 适合白发、枯发、脱发者，少白头者宜多食。

✓ 肌肤干燥多皱、瘙痒脱屑、眼睛干涩、视力衰退、大便燥结、精力衰退者宜常食。

✓ 秋、冬季进食最宜。

✗ 腹泻、便溏者不宜。

材料

黑芝麻、生地黄、桑椹、桑叶各100克，蜂蜜适量。

做法

将黑芝麻、生地黄、桑椹、桑叶共研末，用蜂蜜调匀，盛入可密封的容器内，置于冰箱内保存。

用法

每次取1勺（约15克），用温开水送服。每日2次。

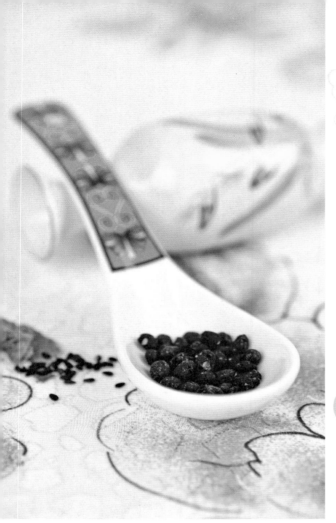

扶桑驻颜丸

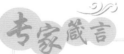

此方出自《医方集解》，久服有助于白发变黑、齿落更生，久服精气十足、青春常驻。

189

材料

黑芝麻120克，桑叶480克，白蜜360克。

做法

将黑芝麻与桑叶共研成细粉，用白蜜调制均匀，如面团样，先搓成4毫米的细条，再切成4毫米的小段，最后揉搓制成梧桐子大小的丸。

用法

每日2次，每次10克，早用盐汤，晚用酒送服。

宜忌

✓ 适合中老年肝肾亏虚所致的各种衰老症状，尤其对须发早白、皮肤粗糙失润、双目干涩、头晕眼花、大便干结、筋骨不健、精力衰退、健忘者有良效。

✓ 四季皆宜食用。

✗ 腹泻、便溏者不宜。

乌发润肤药

核桃仁

别名 胡桃仁、胡桃肉、核桃。

性味 味甘，性温。

归经 归肾、肺、大肠经。

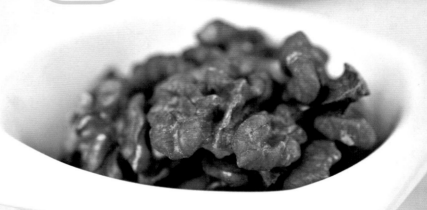

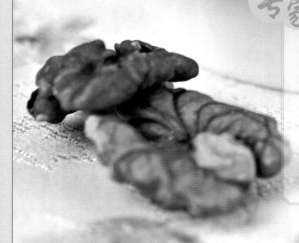

专家藏言

核桃仁质柔润，性滋补，可补肾温肺，润肠通便，是常用的美容抗衰品。用于美容时可令人肌肤润泽、富有弹性、皱纹渐减、白发变黑，还可减轻面黄肌瘦、皮肤干裂、瘙痒等问题，并可改善健忘、腰痛、便秘、遗泄等衰老症状。

古籍说法

《开宝本草》："食之令人肥健，润肌，黑须发。"

《本草纲目》："食之令人能食，通润血脉，骨肉细腻。"

药材选料

本品为胡桃的干燥成熟种子，以果仁饱满、干燥、仁衣黄白、仁肉洁白、含油量高者为佳。如仁衣褐黄或泛油，均属品质不佳。若仁肉黑褐、泛油黏手、有哈喇味及白色霉点的，说明已经变质，不可再食用。也可选用核桃粉。

| 优质的核桃仁 | 核桃粉 | 有霉点、长毛的核桃仁 |

常用搭配

核桃仁可单用，久服有效，也可搭配枸杞子、桑椹、黑豆、大枣、何首乌、黑芝麻、山药等有抗衰老功效的药材同用，乌发润发、美容护肤的效果更好。

用法用量

核桃仁可入粥饭、羹汤，也可泡茶、熬膏、浸酒或入丸、散。煎服用量在10～30克。

人群宜忌

适宜人群	不宜人群
✓ 须发早白、发质干枯、脱发、皮肤干皱不润、皮肤瘙痒、眼睛干涩、牙齿松动者	✗ 阴虚火旺、痰热咳嗽及便溏者不宜
✓ 有肾虚腰痛、骨质疏松、腰膝酸软、阳痿、遗精、虚寒喘嗽、大便秘结、失眠健忘等衰老症状者	✗ 核桃仁热量及脂肪含量偏高，肥胖者应限量食用，不宜多吃

主食

核桃牛奶粥

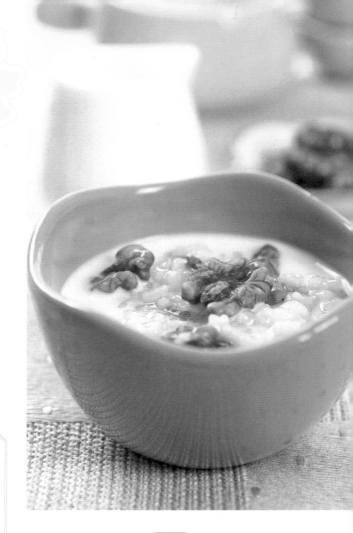

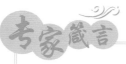
专家箴言

此方出自《海上方》，常食有润肤、美颜、乌发、健脑、益智的功效，是抗衰老的良方。

宜忌

✓ 适合须发早白、皮肤干皱、脑力衰退、筋骨不健者常食，最宜中老年人及有早衰迹象者食用。

✓ 青少年发育时期以及有少白头者宜多食用。

✓ 秋、冬季食用最佳。

✗ 肥胖、便溏者不宜多吃。

材料

核桃仁20克，粳米100克，牛奶150毫升。

调料

白糖适量。

做法

将粳米淘洗干净，与核桃仁一起放入锅中，加适量水煮至粥稠，倒入牛奶、白糖煮沸即成。

用法

每日早晚食用。

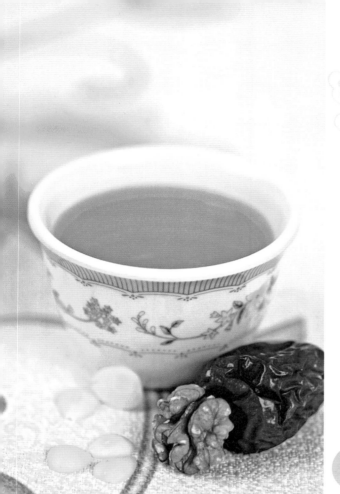

泡酒

红颜酒

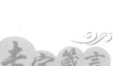

专家藏言

此方出自《万病回春》，有活血、润肤、美颜、乌发、抗衰老的作用，常饮令人红颜常驻。

材料

核桃仁、大枣各120克，甜杏仁30克，白蜜120毫升，酥油60毫升，白酒2000毫升。

做法

将核桃仁、大枣、甜杏仁捣碎，白蜜、酥油融开。将白酒倒入大瓶中，加入处理好的各种材料，加盖密封，浸7日后开封饮用。

用法

每次饮10~20毫升，每日早晚空腹饮用。

宜忌

✓ 适合面容早衰、须发早白者饮用，中老年人常饮有抗衰老效果。

✓ 秋、冬季饮用最宜。

✗ 有热性疾病及不宜饮酒者慎用。

核桃仁炖肉

核桃仁润肤养发、健脑补髓，猪肉润养五脏、补血生肌。常食此菜可使肌肤润泽、皱纹减轻、毛发柔顺光亮、筋骨强健。

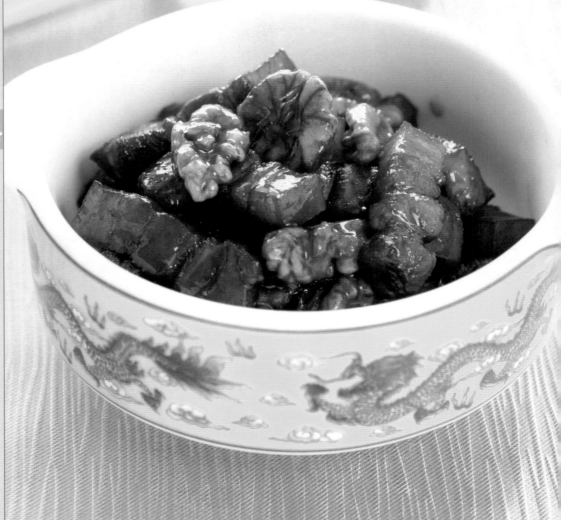

材料

核桃仁50克，猪五花肉500克。

调料

料酒、酱油、葱段、姜片各20克，白糖10克，盐适量。

做法

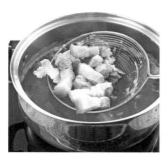

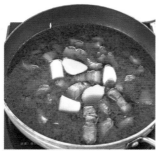

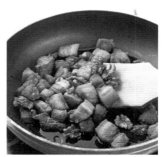

1 将猪五花肉切块，洗净，焯水备用。

2 锅中倒入少许油，烧热，放入葱段、姜片煸香，倒入肉块，中火炒至出油，倒入酱油上色，加入适量水，大火煮沸，放料酒、白糖，改小火慢炖1小时。

3 拣出葱段、姜片，放入核桃仁、盐，继续煮10分钟，改大火收汁，至汤汁变稠，将原料包裹时即可出锅。

用法

随正餐食用。

宜忌

✓ 适合身体瘦弱、筋骨不健、皮肤多皱、粗糙干痒及毛发枯槁、干涩无光或头发稀少者。

✓ 青少年贫血、瘦弱、发育不良或迟缓及有少白头者宜食。

✓ 中老年人早衰、虚弱干瘦及精力、智力衰退者宜食。

✓ 秋、冬季食用效果尤佳。

✗ 痰湿肥胖、血脂偏高者不宜多吃。

乌发润肤药

何首乌

别名 首乌、赤首乌、地精、小独根、红内消。

性味 味苦、甘、涩，性微温。

归经 归肝、肾经。

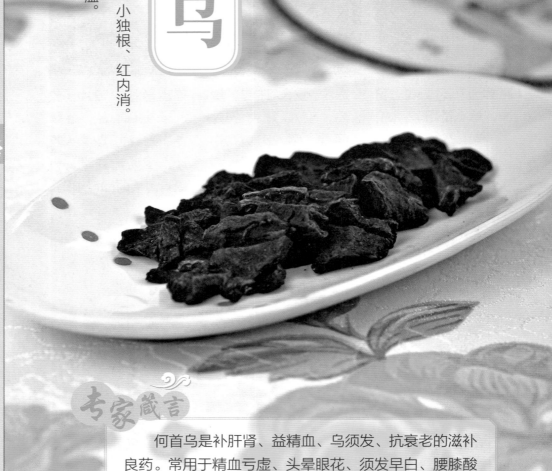

专家箴言

何首乌是补肝肾、益精血、乌须发、抗衰老的滋补良药。常用于精血亏虚、头晕眼花、须发早白、腰膝酸软等症，尤其对养护头发有显著作用。

《本草纲目》："养血益肝，固精益肾，健筋骨，乌髭发，为滋补良药。不寒不燥，功在地黄、天门冬诸药之上。"

《开宝本草》："消痈肿，疗头面风疮，治五痔，止心痛，益血气，黑髭发，悦颜色。久服长筋骨，益精髓，延年不老。"

何首乌为蓼科植物何首乌的块根。何首乌有生、熟之分。生何首乌为红棕色，主要功效是解毒、截疟、润肠通便，美容效果较差，且有一定的毒性。制何首乌是将生何首乌用黑豆久蒸、久煮、晒干后制成，无毒，可益精补血、补肾抗衰。所以，选料时应选择制何首乌。制何首乌以表面色黑、略有酒香、味微甜者为佳。

　制何首乌　　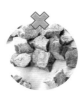　生何首乌

制何首乌可单用，也可与当归、大枣、枸杞子、桑椹、黑芝麻等搭配合用，以增强抗衰、美容、乌发、延年的效果。

可泡茶、泡酒、熬膏，或煎汤后入粥、汤等。煎服用量多在6～15克，直接服食每天不得超过3克。煎汁可外用洗发。

适宜人群	不宜人群
✓须发早白、毛发脱落过多或干枯不润及面色萎黄、皮肤瘙痒者	✗大便溏泄及有湿痰者不宜
✓老年体虚所致腰腿乏力、头晕耳鸣、眼花、失眠、健忘者	

乌发润肤药·何首乌

197

仙人粥

主食

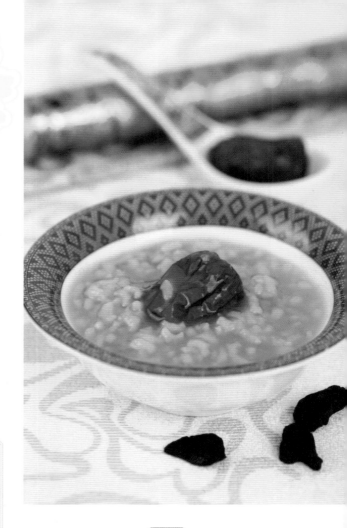

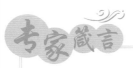
专家箴言

此方出自《遵生八笺》，有补气血、益肝肾、黑须发、美容颜的功效，是驻颜抗老的良方，常食令人容光焕发。

宜忌

✓ 适合须发早白、脱发、枯发、肌肤不润、面色苍白或萎黄、早衰者常食。

✓ 中老年人头晕眼花、失眠健忘、腰腿无力者宜食。

✓ 尤宜于秋、冬季食用。

✗ 大便溏泻者不宜多吃。

材料

制何首乌10克，大枣25克，粳米100克。

调料

红糖适量。

做法

砂锅中放入制何首乌和适量水，煎煮30分钟，滤渣留汤，放入大枣和淘洗好的粳米，煮30分钟，至粥稠，加红糖调味即可。

用法

每日早晚空腹食用。

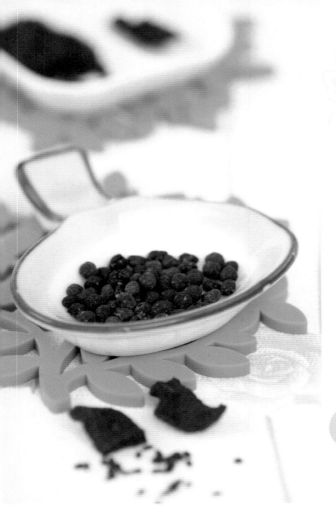

丸散

乌麻丸

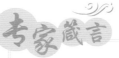

专家箴言

> 黑芝麻、何首乌都是乌发的最佳材料，合用可增强益肝肾、润五脏、养血润燥、乌须发的功效。

材料

制何首乌、黑芝麻各200克，炒面粉100克。

做法

将黑芝麻、制何首乌共研为细粉，和炒面粉充分混合，加水揉制成梧桐子大的丸，晾干后储存。

用法

每次服6克，每日2~3次。

宜忌

✓ 特别适合头发干枯、毛糙无光泽、须发早白、毛发稀少或脱发者养护头发。

✓ 肌肤干燥不润、面容衰老、精力及智力衰退、眼目干涩不明者宜久服。

✓ 四季皆宜，秋、冬季尤佳。

✗ 腹泻、便溏者不宜。

图书在版编目（CIP）数据

本草一味增颜值 / 余瀛鳌，陈思燕编著 . —北京：
中国中医药出版社，2021.8
（本草护佑全家人丛书）
ISBN 978 – 7 – 5132 – 6983 – 4

Ⅰ . ①本…　Ⅱ . ①余… ②陈…　Ⅲ . ①本草 – 普及读物
Ⅳ . ① R281–49

中国版本图书馆 CIP 数据核字（2021）第 093207 号

中国中医药出版社出版

北京经济技术开发区科创十三街 31 号院二区 8 号楼
邮政编码　100176
传真　010-64405721
河北品睿印刷有限公司印刷
各地新华书店经销

开本 710×1000　1/16　印张 13　字数 163 千字
2021 年 8 月第 1 版　2021 年 8 月第 1 次印刷
书号　ISBN 978 – 7 – 5132 –6983 – 4

定价　59.80 元
网址　www.cptcm.com

服务热线　010-64405720
购书热线　010-89535836
维权打假　010-64405753

微信服务号　zgzyycbs
微商城网址　https : //kdt.im/LIdUGr
官方微博　http : //e.weibo.com/cptcm
天猫旗舰店网址　https : //zgzyycbs.tmall.com

如有印装质量问题请与本社出版部联系（010-64405510）
版权专有　侵权必究